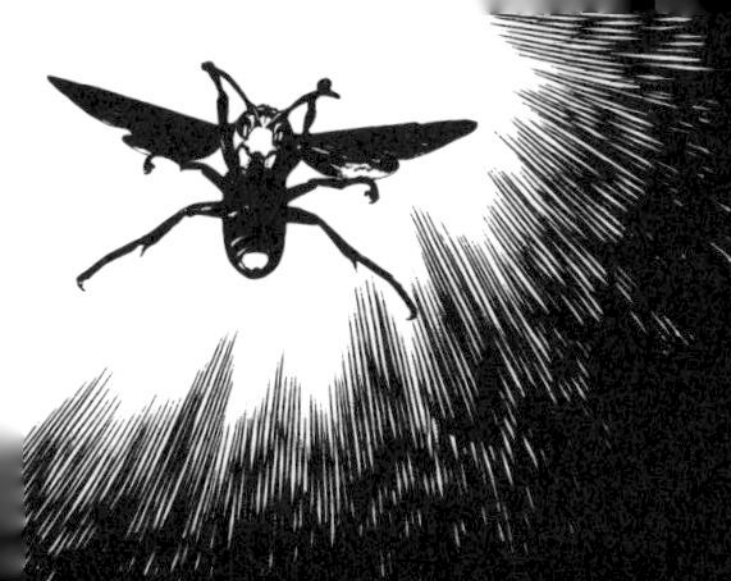

人を襲うハチ

4482件の事例からの報告

医学博士・小川原辰雄
生態写真　栗田貞多男

山と溪谷社

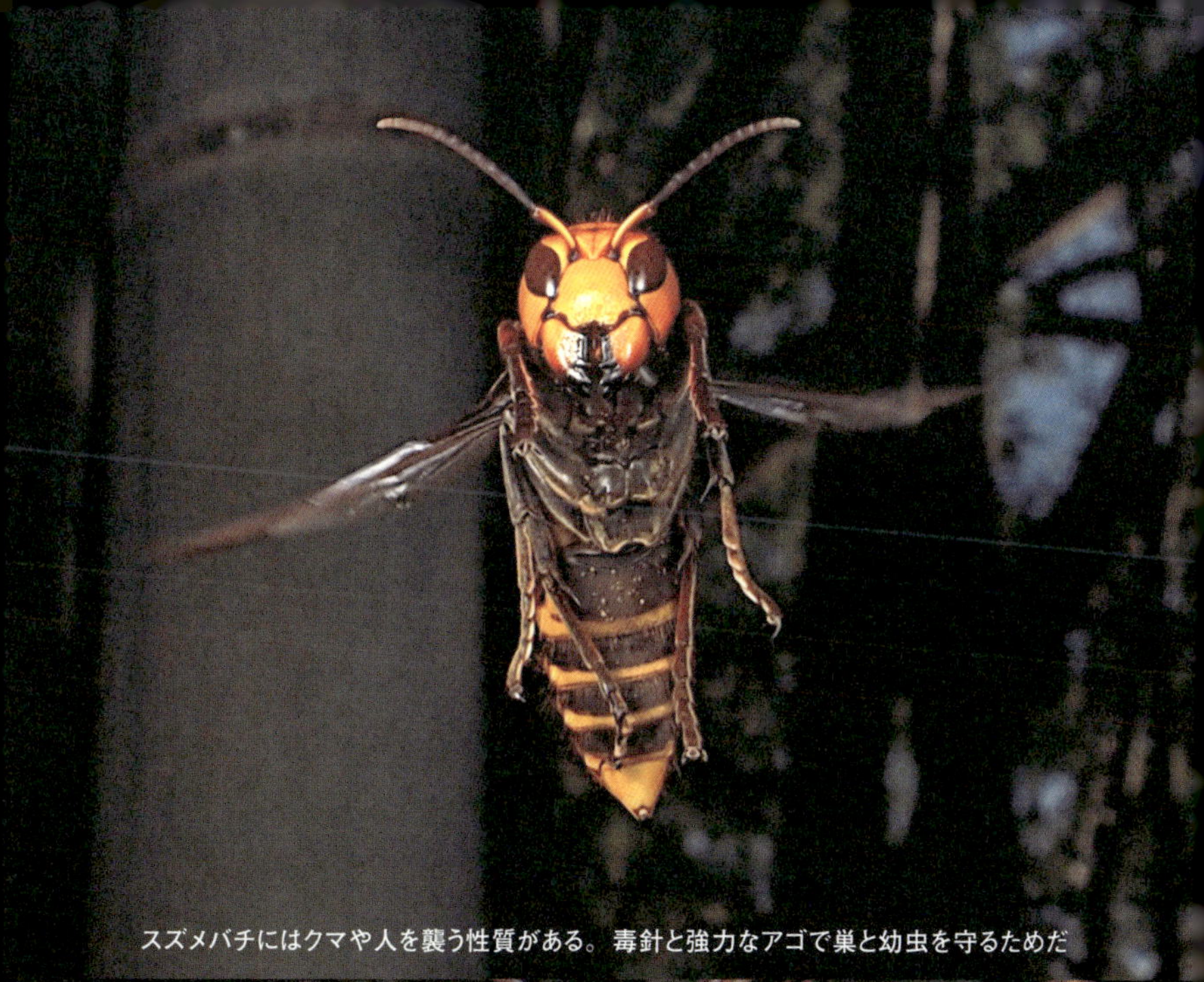

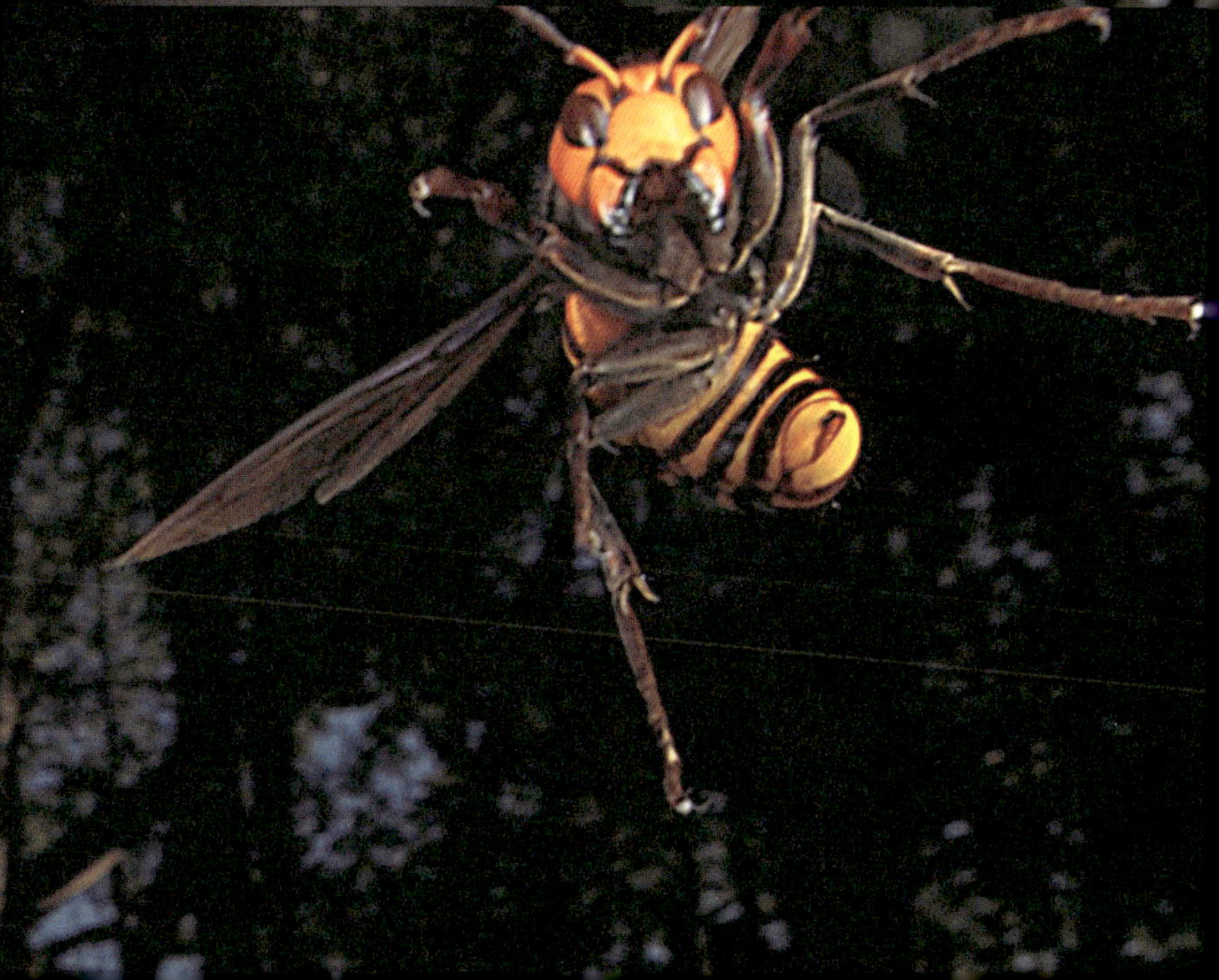

スズメバチにはクマや人を襲う性質がある。毒針と強力なアゴで巣と幼虫を守るためだ

《スズメバチ属》

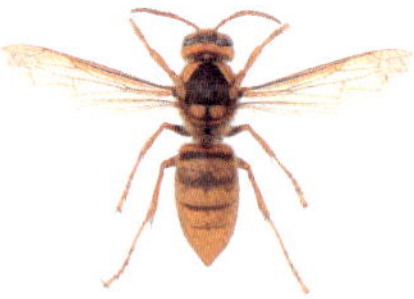
キイロスズメバチ

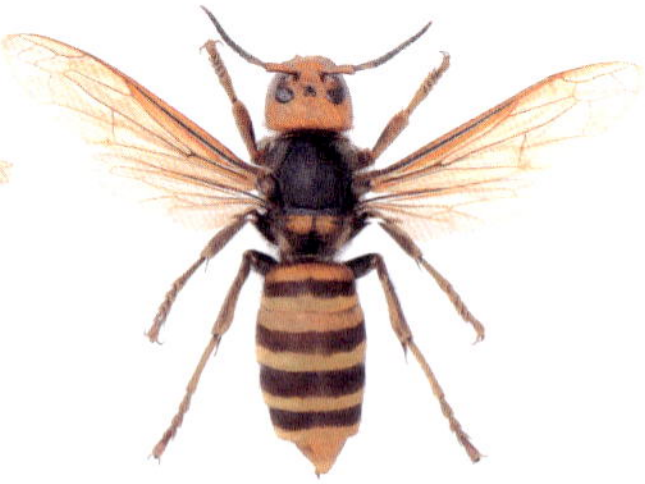
オオスズメバチ♀(女王蜂)

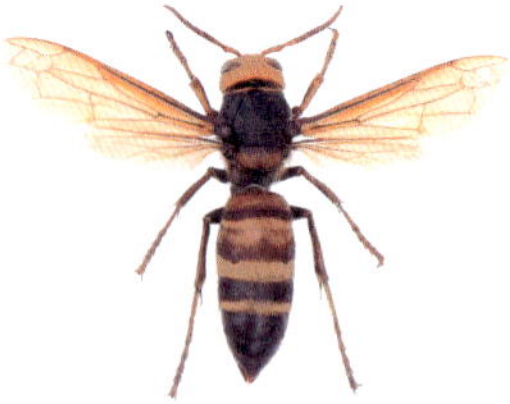
ヒメスズメバチ

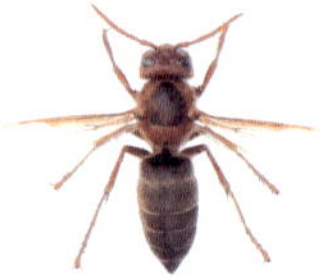
チャイロスズメバチ

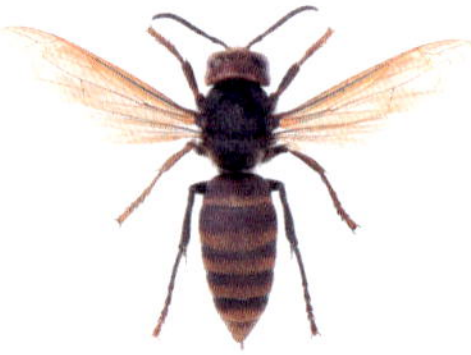
コガタスズメバチ

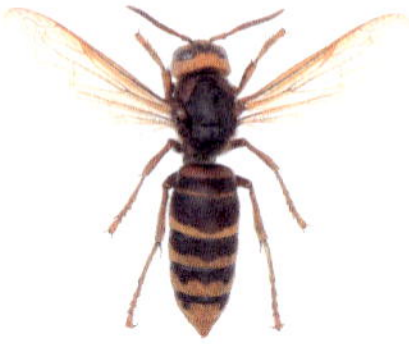
モンスズメバチ

《アシナガバチ属》

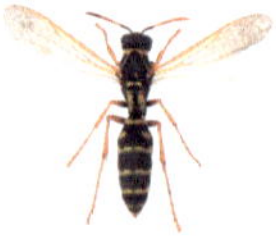
フタモンアシナガバチ

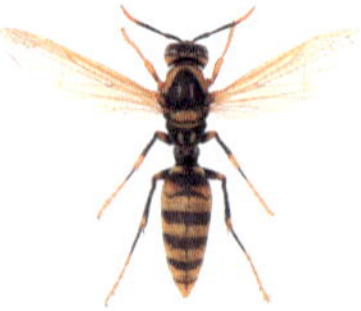
キアシナガバチ

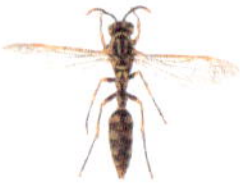
ヒメ(トウヨウ)
ホソアシナガバチ

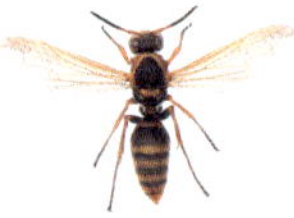
キボシ
アシナガバチ

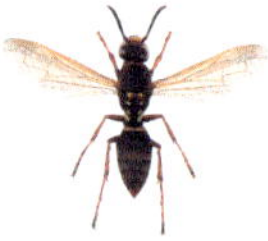
コアシナガバチ

《クロスズメバチ属》

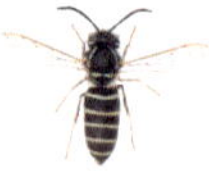
クロスズメバチ

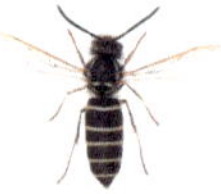
シダクロスズメバチ

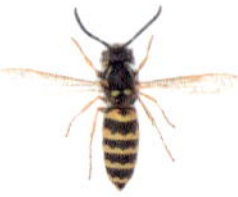
キオビクロ
スズメバチ

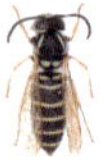
ツヤクロ
スズメバチ

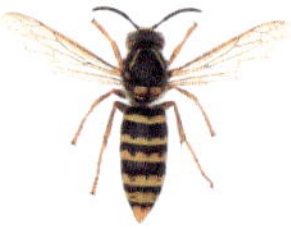
キオビホウナガスズメバチ

●ハナバチの仲間

《クマバチ属》

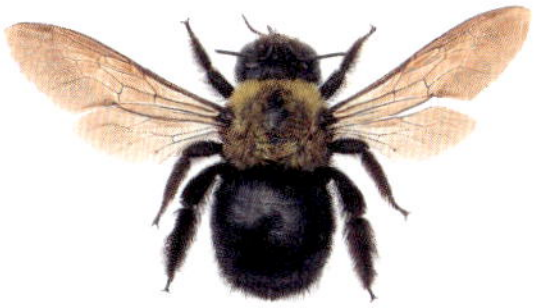
クマバチ

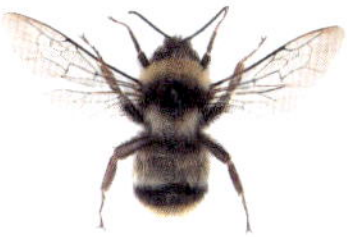
オオマルハナバチ

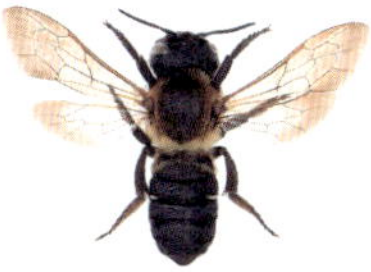
オオハキリバチ

《ミツバチ属》

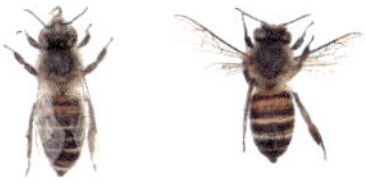
ニホンミツバチ

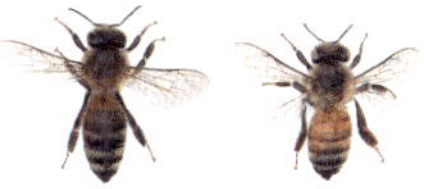
セイヨウミツバチ

●単独性狩りバチの仲間

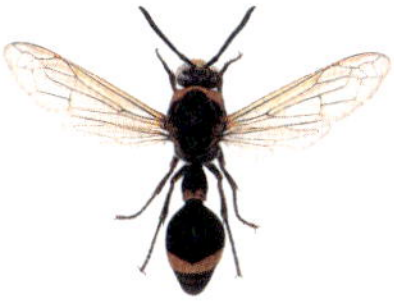
スズバチ

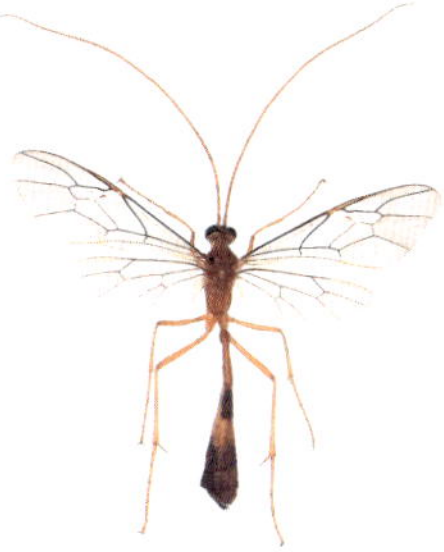
（不明）

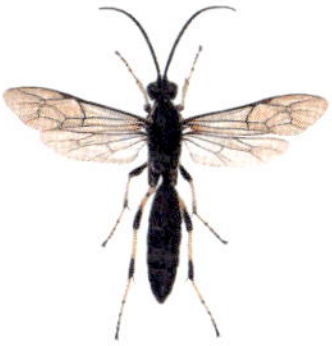
（不明）

●その他のハチ

（不明）

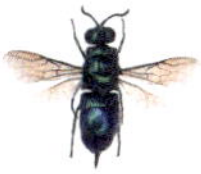
イラガイツツバセイボウ

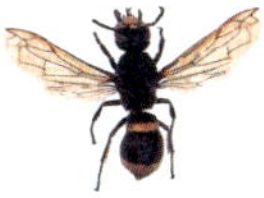
オオカバフスジドロバチ

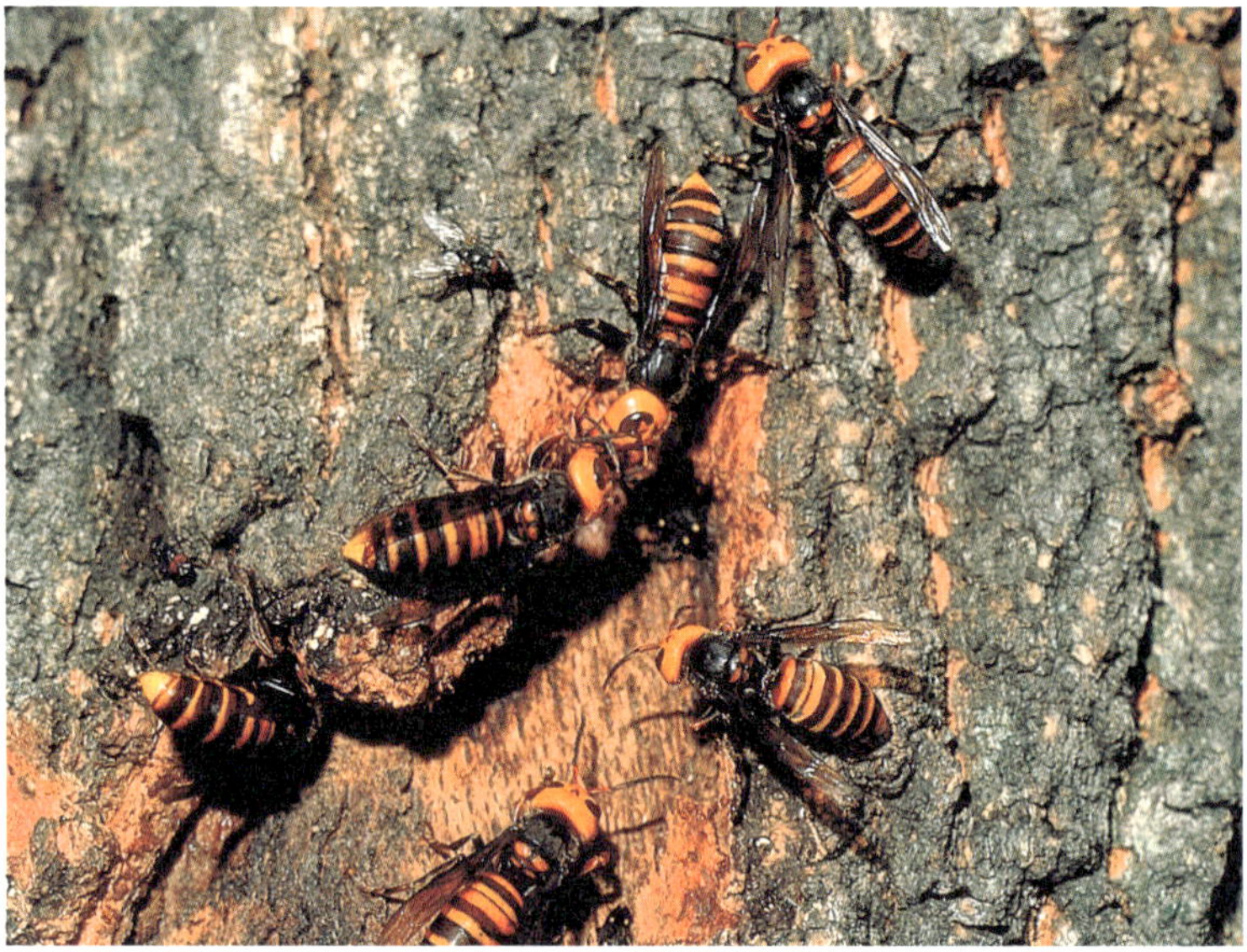

クヌギ樹液に集まるオオスズメバチ（7月）

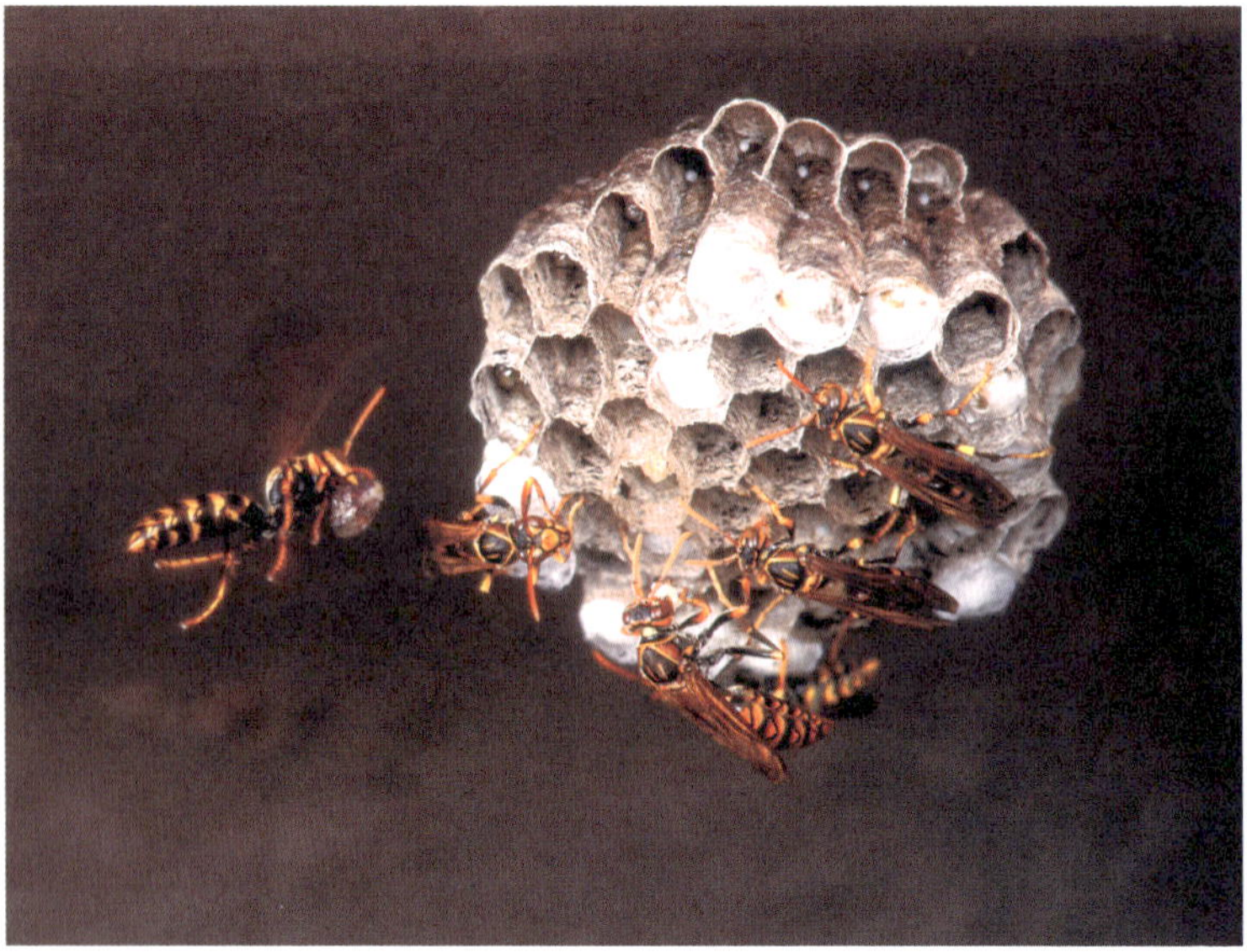

巣に餌を運ぶキアシナガバチ（7月）

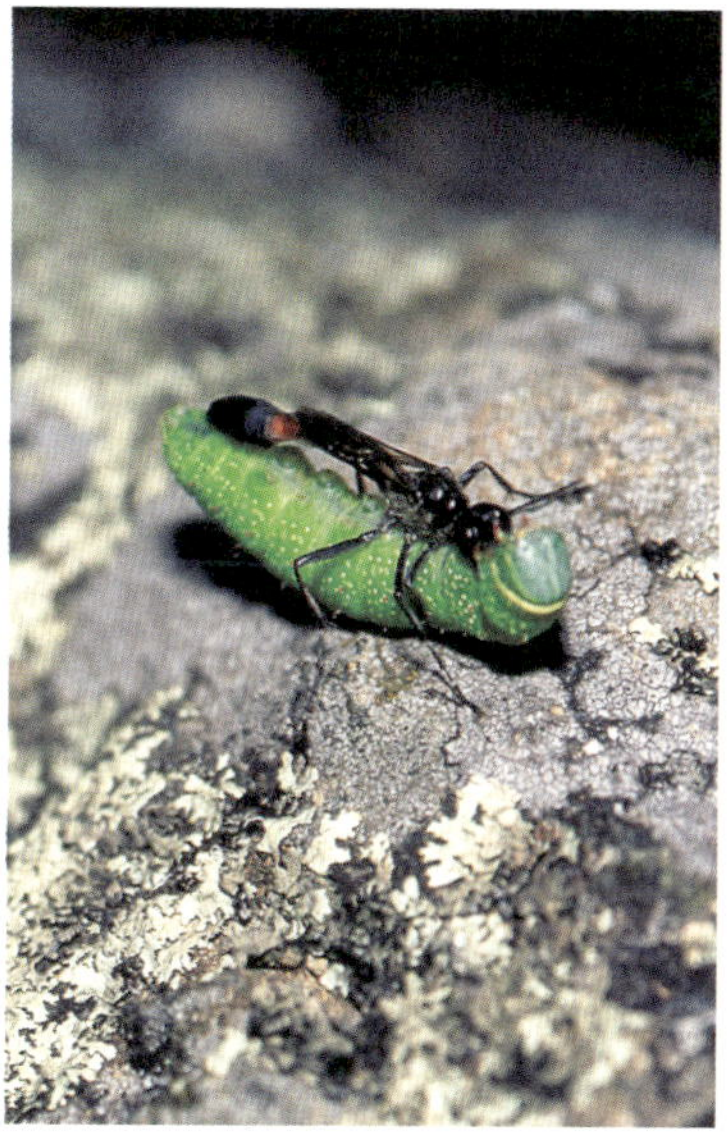

アオムシを麻痺させて運ぶジガバチ

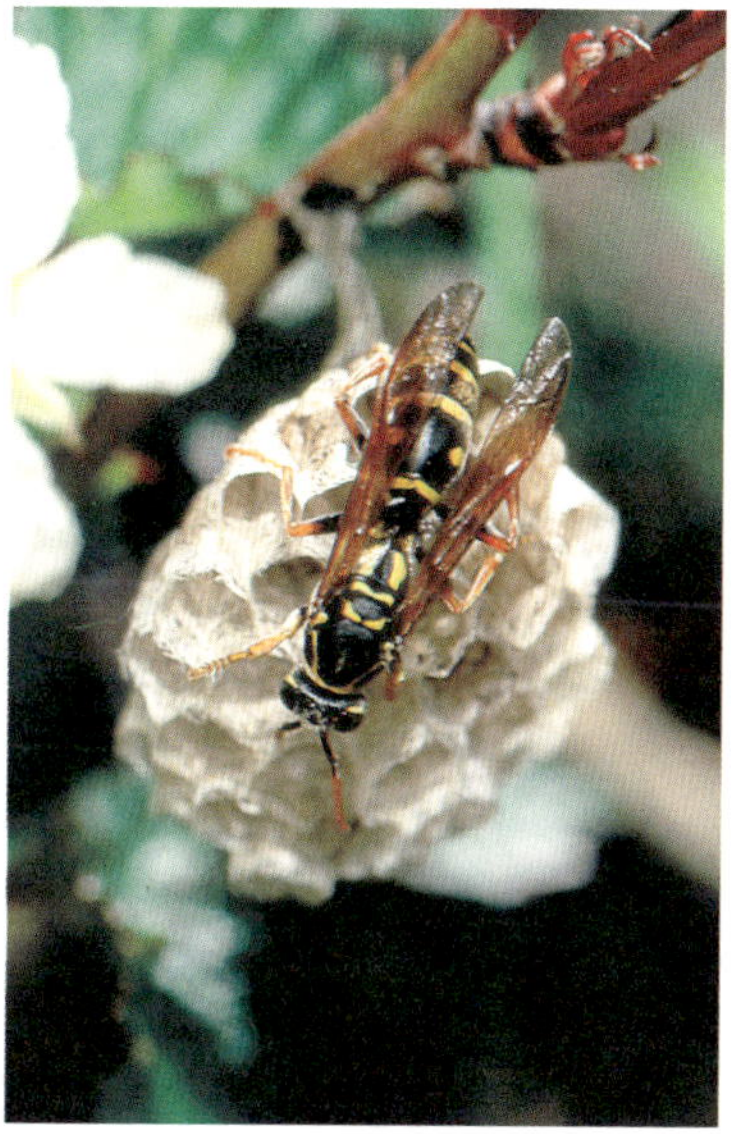

フタモンアシナガバチの初期巣(6月)

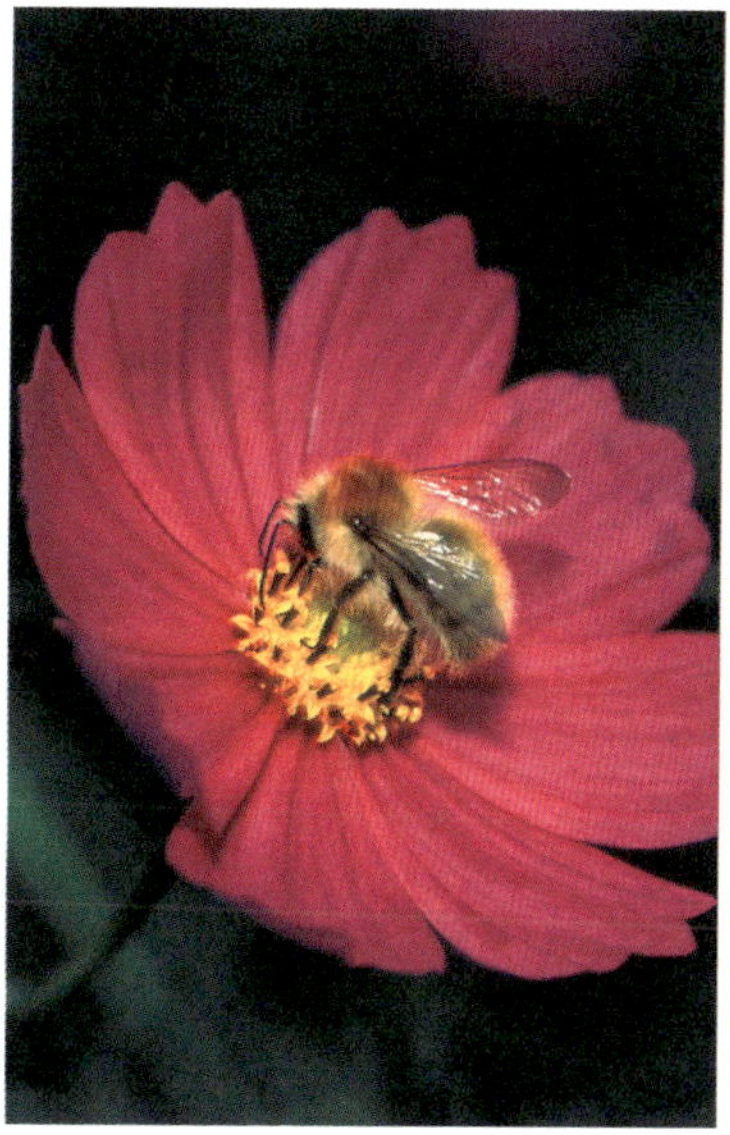

ミヤママルハナバチ♂

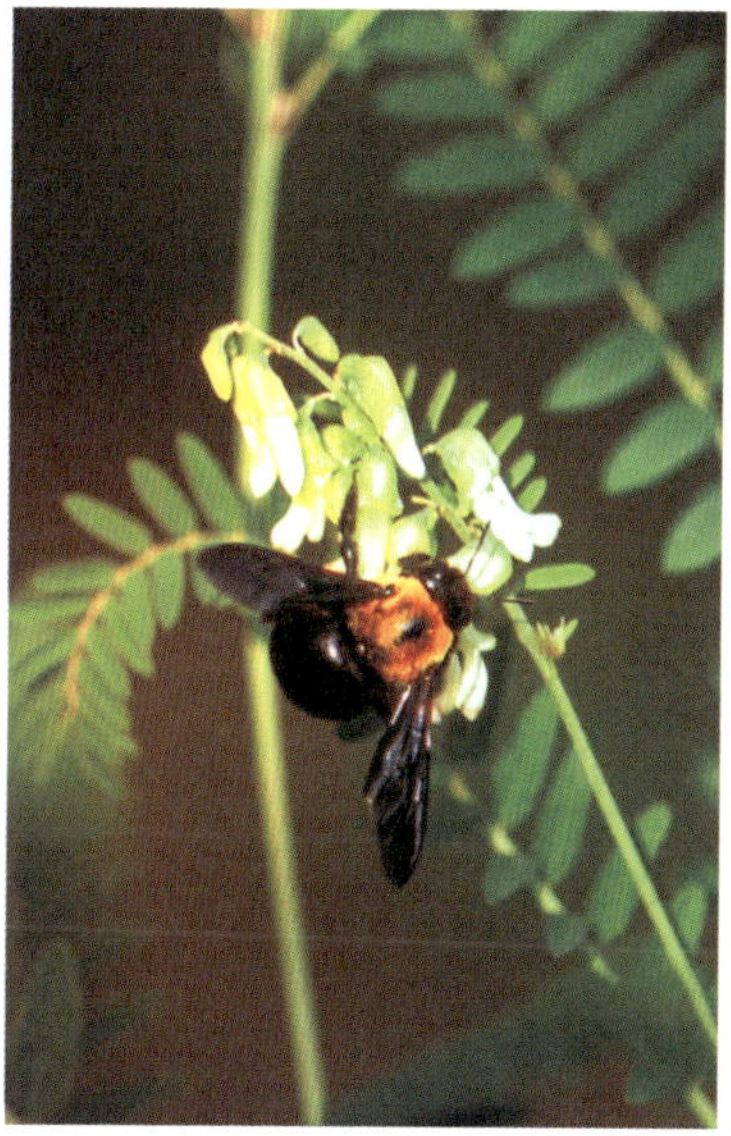

クマバチ

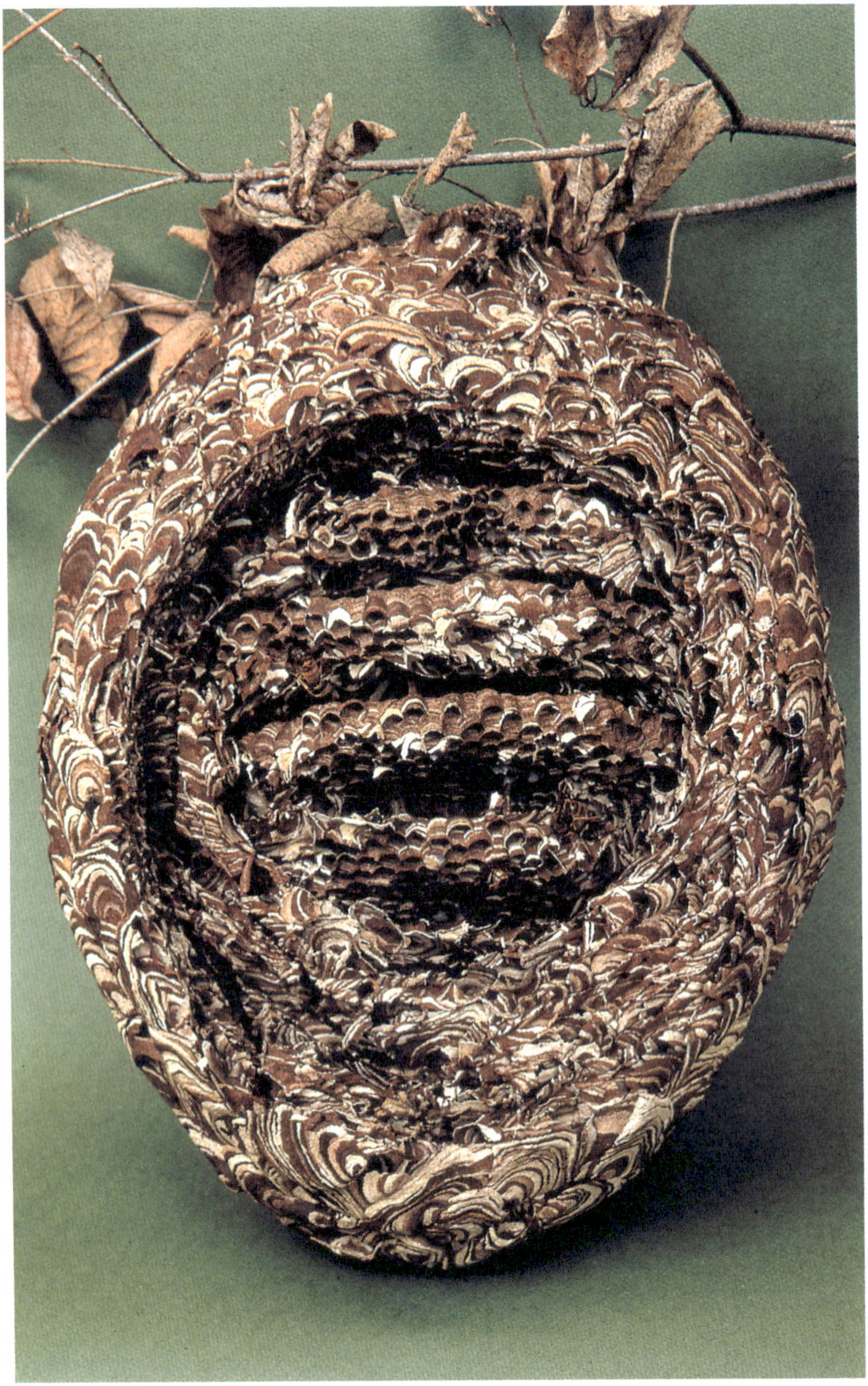

キイロスズメバチの巣

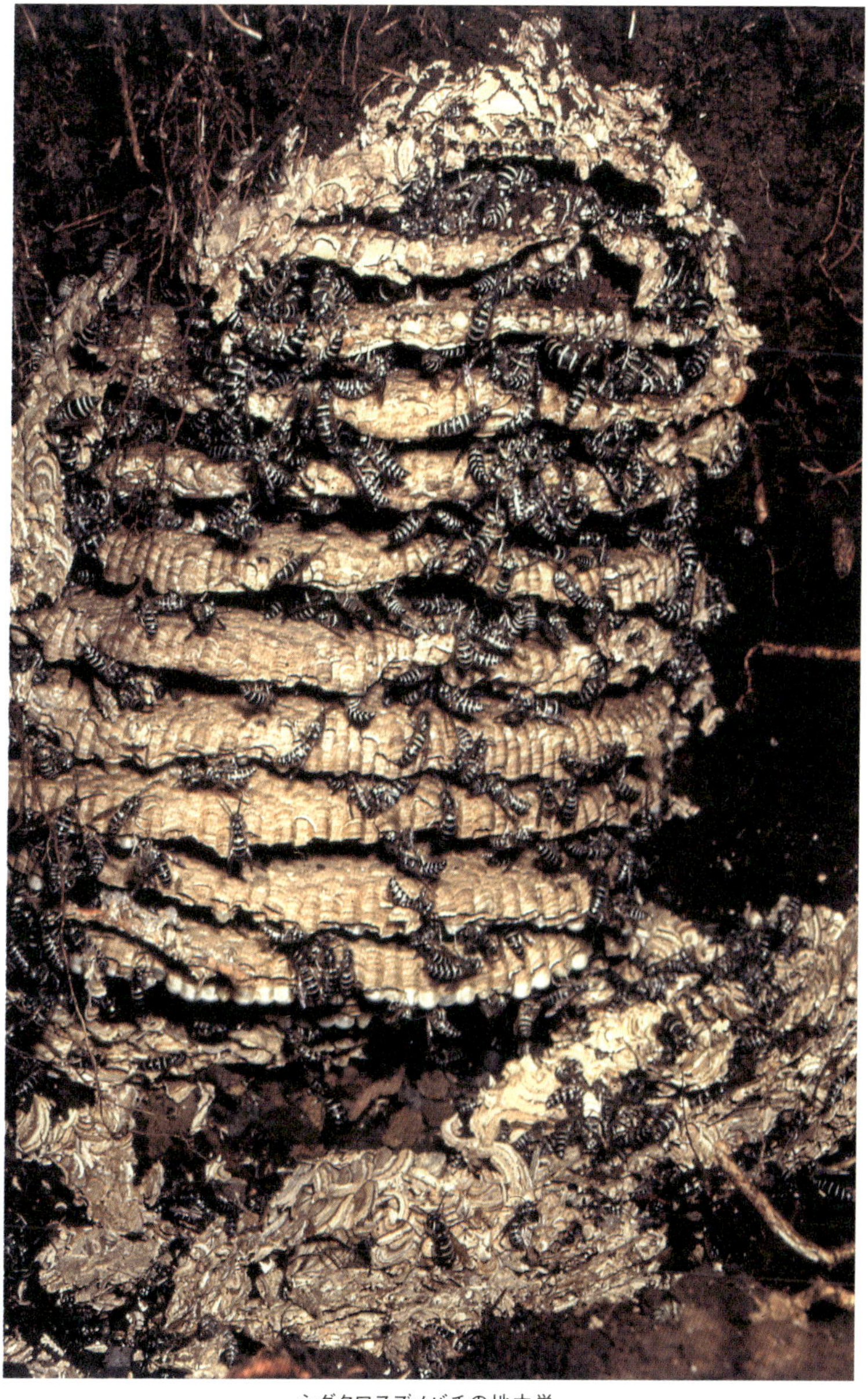

シダクロスズメバチの地中巣

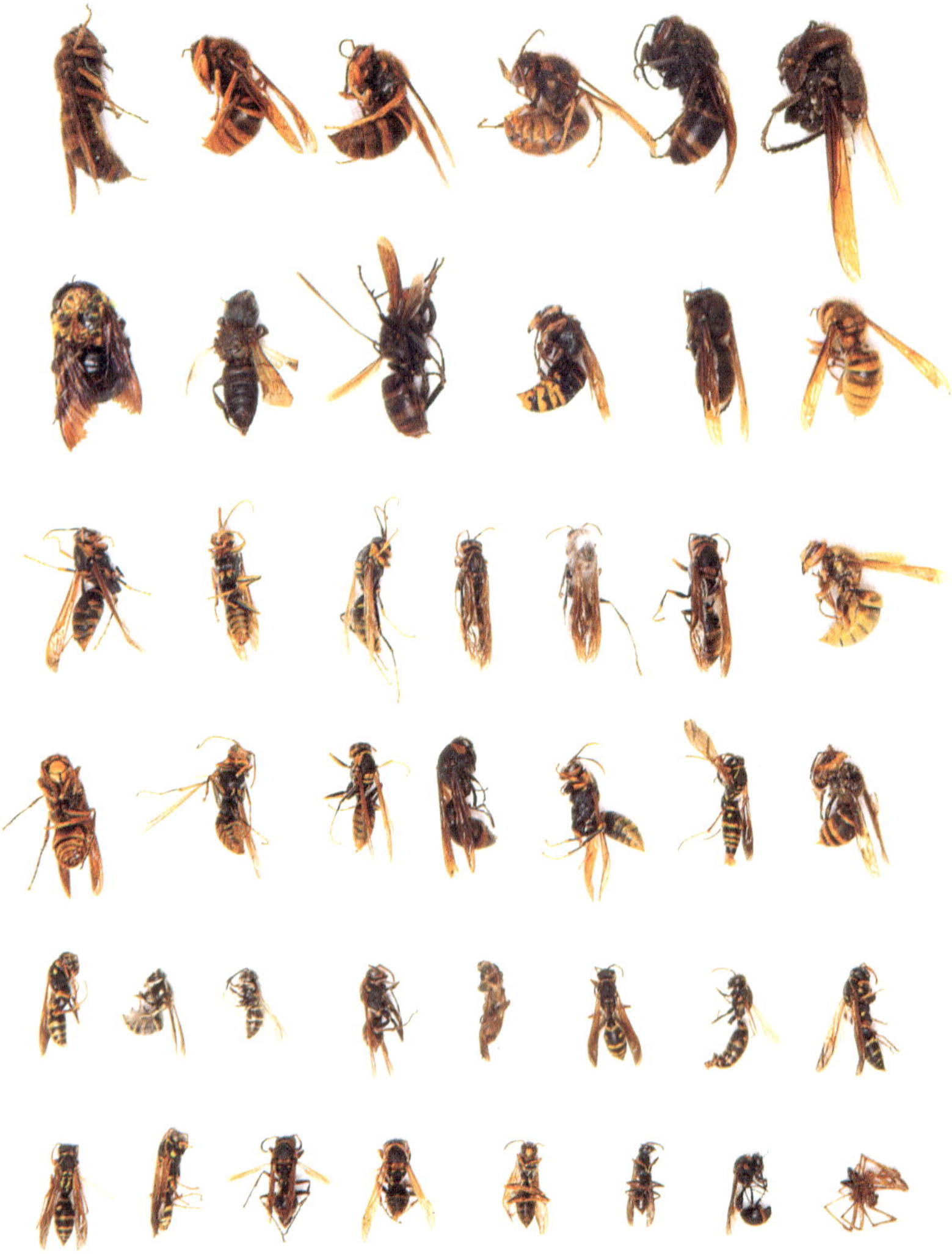

著者が務める青木村の診療所にハチ刺し症患者が自ら持ち込んだ「犯人」のハチ。スズメバチ、アシナガバチの仲間が圧倒的に多い。右下はクモの一種

人を襲うハチ

4482件の事例からの報告

医学博士・小川原辰雄・著

山と溪谷社

目次

はじめに

ハチに刺される人をそれまでも診てはいたが、数十年か、もっと以前の夏のある日、初めてハチ刺しによるアナフィラキシーショックに遭遇したときの印象は忘れがたい。

その患者はまだ若い男性であった。詳細は忘却の彼方にあるとはいえ、冷や汗を浮かべた蒼白な顔貌だけは、いまも記憶にあざやかである。初めての経験に戸惑いつつも、なんとかして救命しなければという気持ちと、体長がわずか数センチの小昆虫によって、人はかくも重篤な危険に陥るものなのか、にわかには信じがたい気持ちとが相半したことを覚えている。当時はまだハチ毒の本体も不明で、一般にはさしたる根拠もなく蟻酸と信じられていた。したがってハチ毒アレルギーの概念もなかった。そのころ出版されたわが国の権威ある内科書をひもといても、そこには動物性毒素による中毒としてわずか数行の記述をみるのみで、目前の患者の症候を説明するなんの手がかりもなく、一向に要領を得なかったのである。

当時、ハチに刺されたことで起こるハチ刺し症についてはみるべき邦文の論文も少なく、その数はまことに微々たるもので、ハチ刺し症はわが国の医学書においては、まさに空白の一頁といっても過言ではなかった。そのなかで、軽重さまざまな個々の症例を観察しつつ、なかば手探りで治療にあたってきたともいえる。

しかしその後、ハチ毒の本態が明らかとなり、ハチ毒の抗原性も判然として、ハチアレルギーはアメリカを中心に急速に解明されてきた。やがてアメリカの代表的内科書であるハリソンの内科書に、かなり詳細な記述があるのを知り、大いに啓発された。いつの日か、わが国の内科書のこの空白の部分を自分なりに埋めてみたい、とひそかに考えるに至ったのである。

まさに手探りから始まった治療も、いまは一応の結論を得て、確信をもって経過を予測し、治療にあたることもできるが、まだまだ抗体の推移や抗原の共通性などを含めて検討すべき問題は数多く残されている。また、ショックは瞬時に起こるので救急車の到着を待つのでは遅く、搬送にも危険を伴う。ハチ刺しによる激症とわかれば、早急な往診が救命につながることも経験した。

ハチ刺し症に関する論文をほぼ発表年度にしたがってまとめ、症例が加わるとさらに類推し、考察を加え、順次に発表した論文をもとにこの本を書いた。

ハチ刺し症がもとで命を落とす人がひとりでも減るよう、医療従事者はもとより、日本国内に住むすべての人の役に立てれば幸いだ。

生態写真撮影および執筆＝栗田貞多男

表紙・扉写真＝飯森政宏
写真提供＝萩原浩司、水谷 貴、神谷有二
ブックデザイン＝松澤政昭
編集＝岡山泰史（山と溪谷社）・たむらけいこ
編集協力＝野原未知（信州昆虫資料館）

序章

ドキュメント・ハチ刺し症被害の現場

最も危険な野生生物・ハチ

ハチは地球上で最も繁栄している生物のひとつで、世界中で30万種以上、日本だけでも4000種を超えるといわれている。しかもその種類数は調査するほど増加するに違いない。日本産のチョウ類は約250種であるから、ハチの種類がいかに多いかわかるだろう。しかし人を刺すハチは、このうちのごく少数である。

その一部のハチは日本国内で最も危険な野生生物でもある。ハチに刺されて死亡する人は年間約20人前後を数えるが、これはほかの野生生物による死者をはるかに上回っている。沖縄・奄美地方のハブ等による毒蛇咬傷によって死亡する人は、血清等の普及により減少しており、北海道のヒグマによって死亡した人は極めて少ないのに対し、ハチに刺された事故は毎年、夏から秋にかけて全国で起こっている。遠足中の小学生たちがハチの大群に追われて多数の重症患者を出したり、不幸にもショックにより死に至ったりした人の記事も見かける。

著者は長野県の東部、上田市に隣接する青木村で診療に従事して半世紀になる。その間、ハチ刺し症を数多く診療してきた。ハチ刺されによる症状は、ハチ毒そのものの薬理作用(刺傷局所の痛み、腫れ)によるものと、アレルギーを起こす抗体、すなわちハチ毒に対する特異的IgE抗体によるアレルギー反応とのふたつがある。重大なものは、いうまでもなくこのアレルギー反応である。

昭和55年から平成30年に至る39年間に診察したハチ刺し症患者は、4482例にのぼった。そのうちの約19%がアレルギー反応として全身症状を起こし、さらに約1%は生命の危険を伴うアナフィラキシーショックとなった。このアナフィラキシーショックは刺傷後30秒から数分以内に発症し、急激な血圧低下、呼吸困難、意識障害などを引き起こす。ハチ刺されによるこのような危険は、日本中のあらゆる場所、山林や農地はもちろん、都会の真ん中であろうと、ときには室内でさえ起こりうる。

ハチ刺し症による被害を防ぐためには、ひとりでも多くの人がハチ刺されの危険性を認識し、防ぐ方法を学び、もしも刺されたときには、その症状に応じた緊急で適切に処置することが重要だ。農林業やアウトドアスポーツなど野外での活動が多い人や、過去にハチに刺された経験があり、なんらかの全身症状（蕁麻疹《じんましん》など）があった人は特に注意が必要である。医師や学校保健関係者などハチ刺し症被害患者に対処する側の人々も、最適な処置の方法を習得しておくべきだろう。

本書では、私の実際に経験した症例からハチ刺し症の実態と臨床統計に触れ、ハチ刺されを未然に防ぐ方法や、運悪く刺された場合の応急処置、医療サイドの緊急処置にも触れておきたい。

また、刺すハチの種類や生態を知ることも、刺されないための第一ステップであり、スズメバチやアシナガバチをはじめとする、刺すハチの生態も紹介している。ハチはあるときにはハチ刺し症の加害者ではあるが、自然界では受粉や害虫駆除などの大切な役割を果たす存在でもある。人とハチのバランスのとれた共生こそが望ましいのである。

次に、近年起こったハチ刺し症被害の事例を4件紹介しよう。

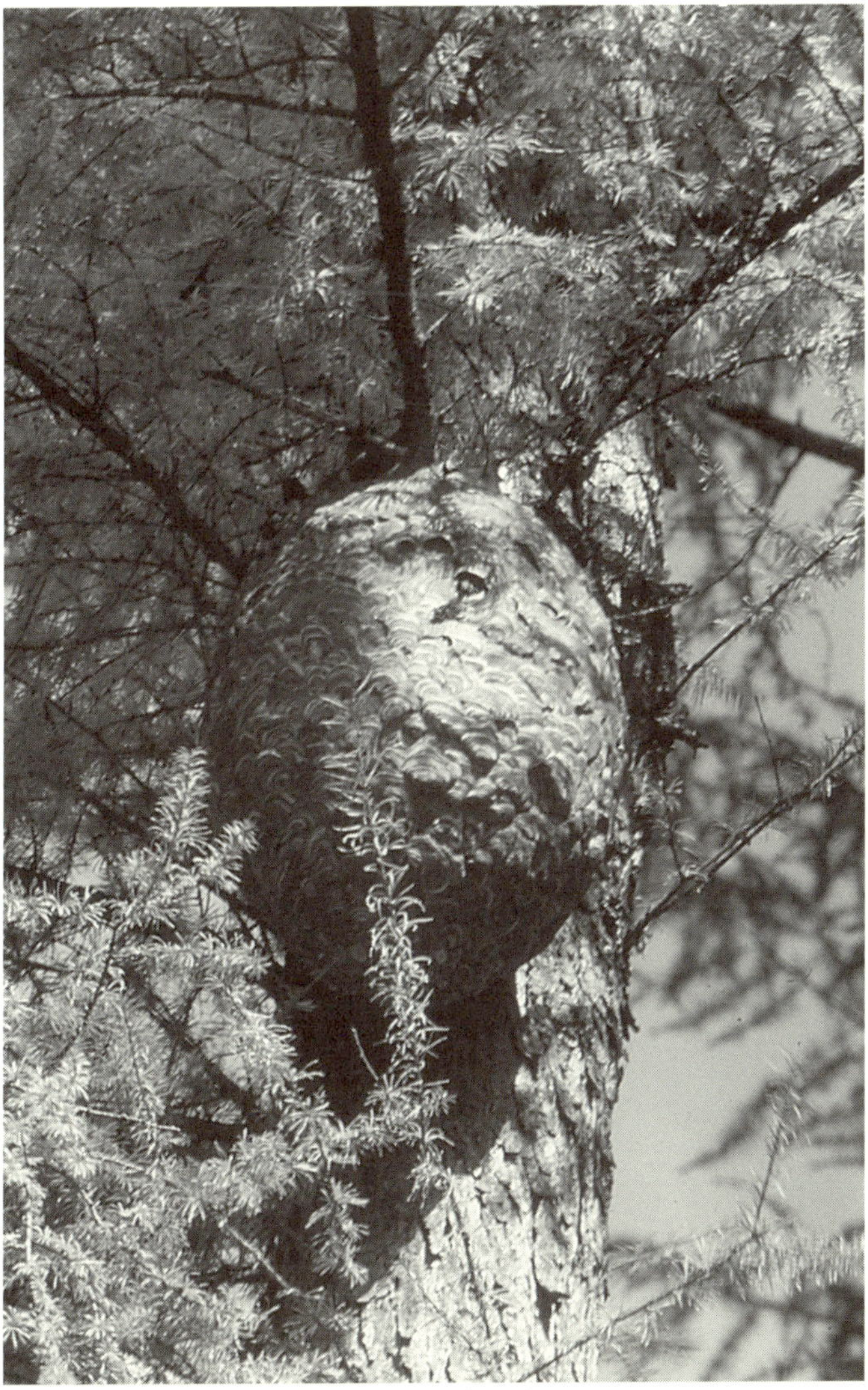

カラマツの幹に作られたキイロスズメバチの巣（10月）

車椅子の女性が150か所刺されて死亡

愛媛県大洲市

2017年9月11日、愛媛県大洲市長浜町で市内在住の87歳女性が大量のスズメバチに刺されるという事故が起きた。市内にある福祉施設のデイサービスを利用したのち、職員に自宅まで送ってもらう途中での出来事だった。

時刻は午後4時ごろ、女性は施設の送迎車を自宅の近くで降り、男性職員に付き添われながら電動車椅子で自宅へ向かっていた。自宅近くの空き家付近を通りかかったときに、突然スズメバチに襲われた。

まず最初に付き添いの職員がハチに刺されたため、女性が乗った車椅子を1メートルほど動かしながら避難しようとしたが、次の瞬間にはたくさんのハチが一斉に襲いかかってきた。職員は「とても自分ひとりでは助けられない」と判断し、その場を離れて施設に連絡を入れた。その間、女性は自力で車椅子を動かすことができず、群がった多数のハチに刺されるがままになっていた。間もなくして施設のスタッフ数人が駆けつけてきて、女性に雨具をかぶせようとしたが、うまくいかなかった。

4時15分ごろになって消防の救急隊員3人が現場に到着したものの、ハチ対策用の防護服などを携行しておらず、レスキュー隊員の出動を要請。救急隊員は、大量のスズメバチが群がっている女性に近づくことができず、離れた場所で手をこまねいているしかなかった。

ハチの数が少なくなった4時45分ごろ、救急隊員がようやく女性を救助して病院に搬送したが、全身約150か所を刺されており、翌日、多臓器不全のため死亡が確認された。

消防への第一報は、現場にいた職員ではなく、連絡を受けた施設のスタッフからなされたといい、現場の危急度が伝わらなかったようだ。この点について地元の消防本部は「通報内容からハチに刺された状態が続いているとは思わず、すでに安全な場所に移動しているものと判断した。正確な情報収集ができておらず、必要な装備を持参しなかったため救助に時間がかかった」とコメントしている。

現場は集落が点在する山間部で、スズメバチに襲われた自宅近くの空き家の軒下に巣があった（巣は事故後に駆除された）。一部報道によると、送迎車を降りてから自宅までのルートは、女性の家族が草刈りなどをして車椅子でも通りやすいようにしていたが、ほかのデイサービス利用者をいっしょに送迎することになったため、空き家近くを通る別ルートに変更されていたという。たまたまその空き家の軒下にスズメバチの巣があったわけだが、なぜこのときに限ってスズメバチを刺激してしまったのかはわからない（強風が吹いていてハチの巣が揺らされ、攻撃されたものと受け取ったという説もあるが、真偽は不明）。なお、スズメバチの種類は、報道では特定されていなかった。

＊施設関係者から消防および女性家族への連絡ミス、消防の情報収集不足、空き家の家主の管理不充分などが重なった、不幸な事故であった。

ハチ刺し症被害報告②

黒いウェアに集中した地バチの攻撃

奥秩父・釜ノ沢

２０１６年の10月、Ｈさんは２人の若手を率い、奥秩父での山行を実施した。１日目は西沢渓谷入り口から入山、沢登りの入門者ルートして知られる笛吹川の釜ノ沢を遡行して甲武信小屋に宿泊。翌日、戸渡尾根を下山するという計画だった。

３人は東沢から釜ノ沢に入り、魚留滝、両門滝を越えて順調に沢を遡っていった。しかし、行程終盤の上流部、本流の小さなゴルジュ（峡谷：切り立った岩壁にはさまれた地形）を右岸から高巻いて越えているときにアクシデントが発生した。

うっすらと踏み跡がついている樹林帯の急斜面を、立ち木につかまりながら登り、ほぼ平坦になりかけた場所に出たときだった。３人はＨさんを先頭に約１メートル間隔で一列になって歩いていたが、ＨさんのすぐうしろにいたＳさんが「あっ、痛っ」と小さく叫び、続けて「ハチに刺された」と声を上げた。

その直前、最後尾にいたＩさんも腕にチクっとした痛みを感じたが、薮っぽい所を歩いていたので、木のトゲでも刺さったのだろうと思っていた。しかし、Sさんの声を聞いて、「え、じゃあもしかしたら俺も？」と思って自分の体を見るとハチが止まっていた。そのときを振り返ってIさんが言う。

「刺されるまでハチが飛んでいるのは見ませんでした。刺されて初めてハチがいることに気がつきました。大量のハチにたかられたわけではありませんが、周囲を数匹のハチが飛んでいました。『やべぇ、俺も刺されている』と思ったら、一気に痛みが増してきました」

即座にHさんが「逃げろー！」と声を上げ、3人は急いで藪を駆け抜け、河原へと脱出した。逃げ出す直前、Hさんはハチを見て、それが地バチ（クロスズメバチ類）であることを確認していた。子供のころによくハチの子獲りをしていたので、地バチの特徴や習性はよくわかっていた。突然ハチが襲いかかってきたのは、二番手を歩いていたSさんが、地中に作られていたハチの巣に気づかずに踏んづけてしまったのが原因だったようだ。

河原に下りてきて体をチェックすると、Sさんは両腕を、Iさんは左手と右足を刺されていた。いずれも薄手の黒いシャツやタイツの上から刺されたものだった。すぐそばを歩いていたHさんは、カラフルなシャツを着ていたためか、まったくの無傷だった。逃げるときも、ハチは黒いウェアに寄ってきていたという。「ハチは黒いものを集中的に攻撃する」という

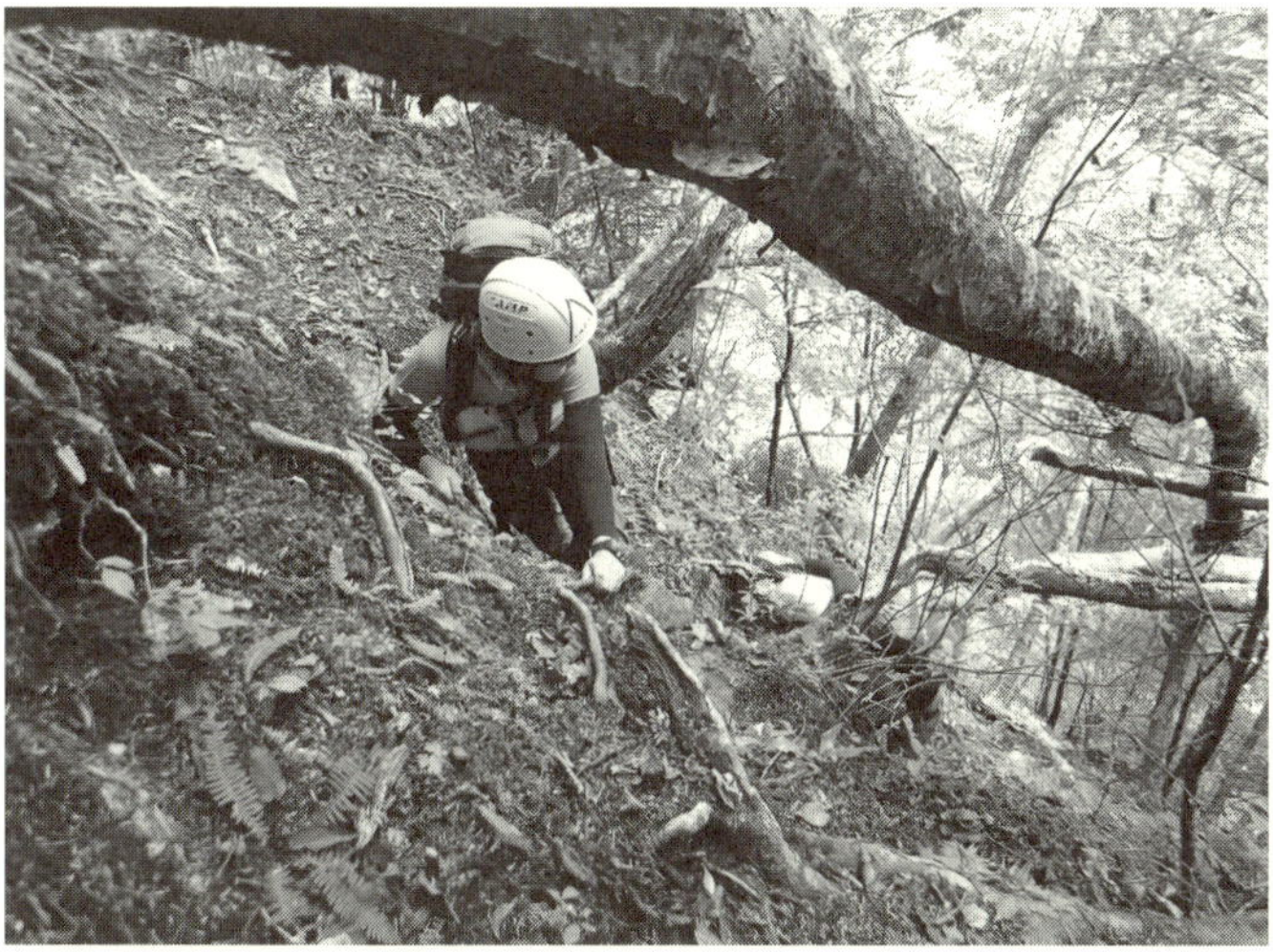

刺されたのは樹林帯の急斜面を登っているときだった

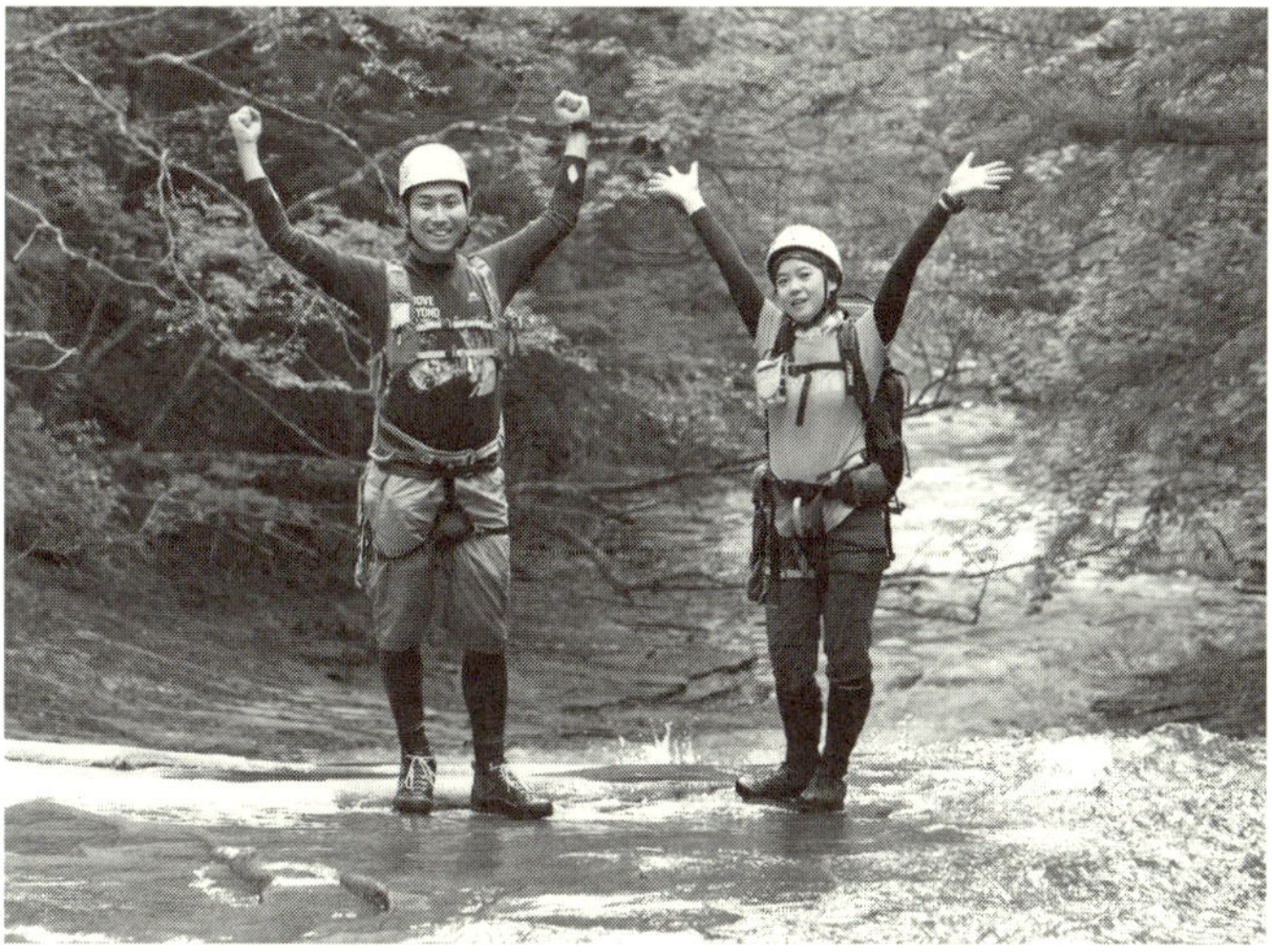

ハチに刺された2人は黒い機能性ウェアを着ていた

定説は、どうやら間違いないようである。

Sさんは刺された直後から患部が腫れ上がってしまったので、Hさんがファーストエイドキットからポイズンリムーバー（注射器様の吸引毒抜き器）を取り出して応急手当てをした。ポイズンリムーバーを傷口に当てて吸引すると、血といっしょに透明な毒液が吸い出されてきた。吸引しては水で洗い流すことを何度か繰り返したのち、もうひとつの傷口を手当てしたが、時間が経過していたためか毒液はあまり吸い出せず、適当に処置を切り上げた。

その処置の差は、翌日に歴然となって現れた。最初にしっかり吸引した傷口のほうが腫れが少なく、吸引回数が少なかった傷口のほうは大きく腫れていたのだ。

いっぽうIさんの傷口は若干、赤くなっているぐらいで、腫れも痛みもなかったので、「放っておけば治るだろう」と思ってとくに手当てはしなかった。しかし、数日後に大きく腫れてきてしまったので、医者で処方されたステロイド軟膏を患部に塗ったら、しばらくして腫れは引いた。

＊ハチに刺されたときには、たとえ大したことがないように見えても、ポイズンリムーバーでの応急手当てをしっかり行なっておくのが賢明である。

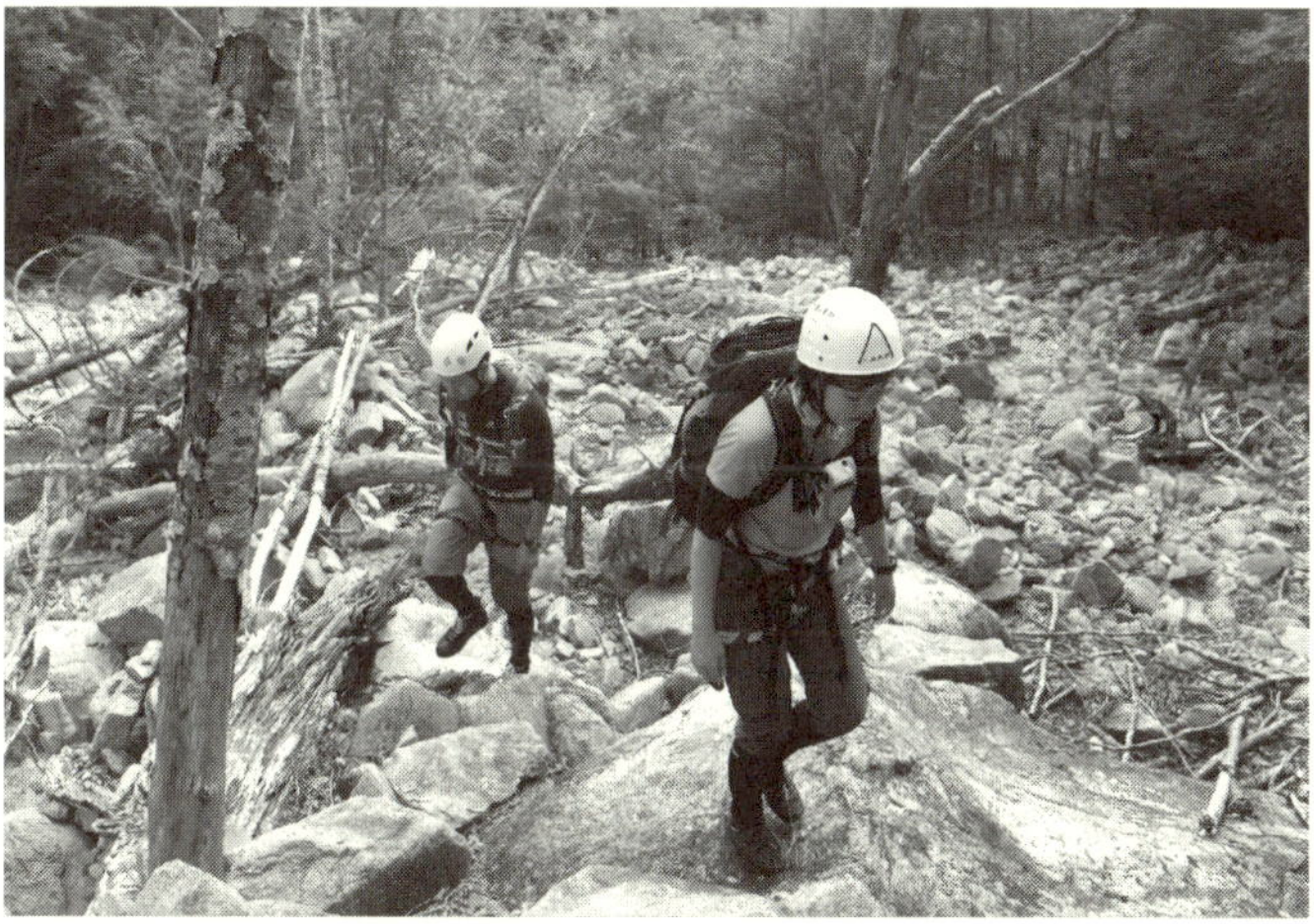

刺された後、痛みをこらえて自力で移動する

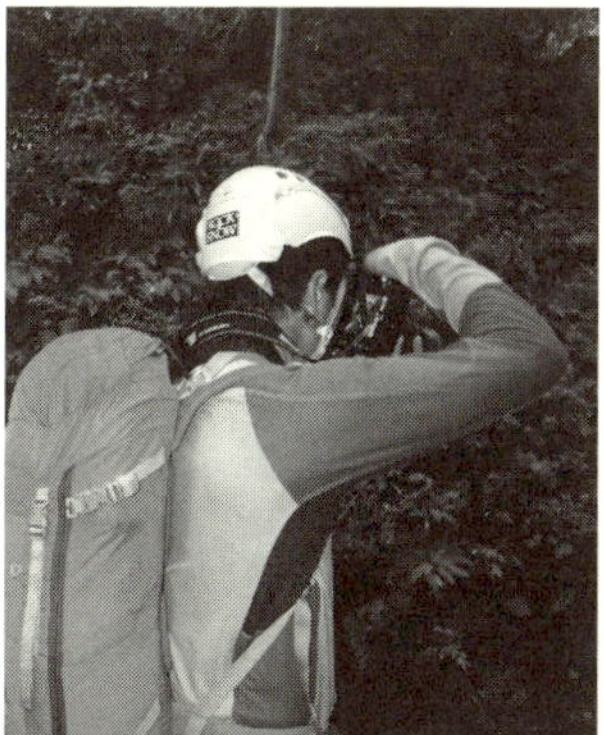

カラフルなシャツでは刺されなかった

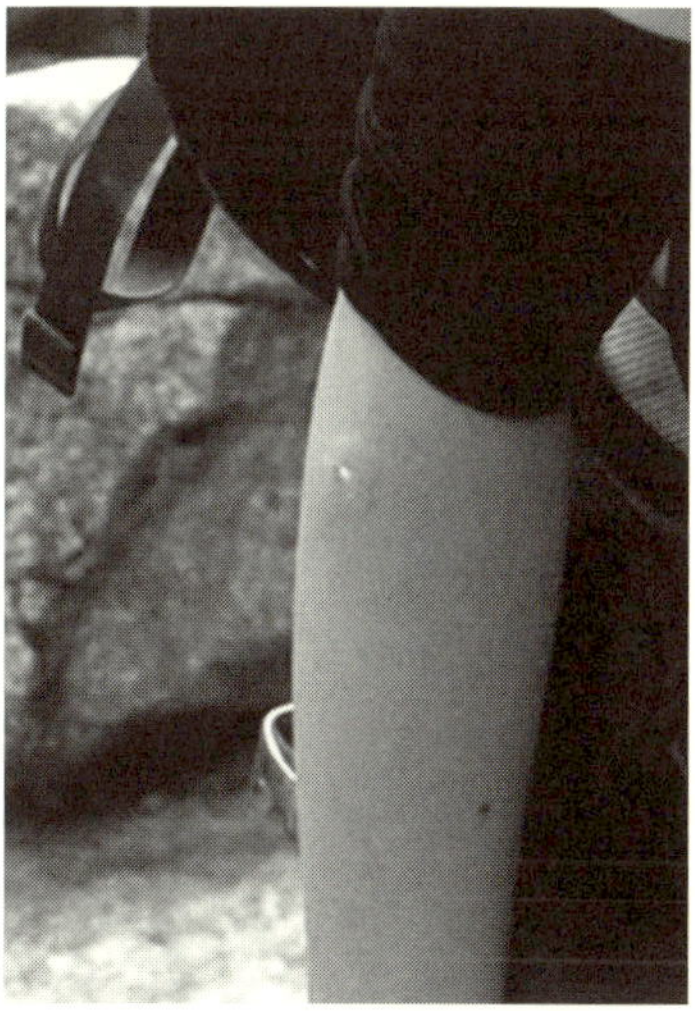

刺された直後から患部は赤く腫れ上がった

ハチ刺し症被害報告③

トレランレース中にひとりだけ被害に

奥多摩・今熊山

新潟県上越市で2017年10月15日に開催されたトレイルランニングレース「くわどり謙信公トレイル」において、レース中にランナーがハチの群れに襲われ、男女計24人が刺されるという事故が起きた。そのうち40代と60代の女性2人が息苦しさや違和感を訴え、病院に搬送されたが、いずれも軽傷で済んだ。これを受けてレースは中止となった。主催者が事前にコースの点検を行なったときには、ハチは確認されなかったという。ハチの種類はクロスズメバチとみられている。

また、18年10月14日に行なわれた第12回「斑尾高原トレイルランニングレース」では、ロングコースの約11km地点付近にハチが現れて一時レースが中断。安全を確保するために急遽迂回コースを設定し、距離を5キロメートルほど延長してのレース再開となった。

近年、このようにトレイルランニングのレースや練習中にハチに刺されるという事故が散見される。15年10月31日開催の第23回日本山岳耐久レース（ハセツネカップ）に出場したK

さん（男性・当時39歳）も、レース中にハチの被害に遭ったひとりだ。

場所は午後1時にレースがスタートした直後、コースが広徳寺の脇で車道から林道へと入った所だった。この地点は道幅が狭くなるため、ランナーが渋滞して歩いたり止まったりしながら進むようになる。その一群のなかにいたKさんは、突然、左の二の腕あたりを強くバチーンと叩かれたような衝撃を受けた。驚いて腕を見ると、大きなスズメバチが体に止まっていた。ハチはその1匹だけだったようで、まわりのほかのランナーが集団で襲われているというわけではなかった。

ハチを振り払ったKさんは、歩きながらザックの中のエマージェンシーキットからポイズンリムーバーを取り出し、刺された箇所から毒液を吸い出した。スズメバチの種類はわからなかったが、シャツの袖の上から刺されたようだった。

「山を走るときはいつもポイズンリムーバーをエマージェンシーキットの中に入れてありますが、このときも持っていてよかったなと思いました」

刺されてしばらくしても、とくに体の変調はなく、「体調を見ながら走ろう」と思い、そのままレースを続けた。しかし、途中で体がキツくなって、結局、三頭山を下った鞘口峠でリタイアした。それがハチに刺された影響なのか、単にコンディションがよくなかったからなのかはわからない。

「ただ、とくに体に異変があったわけではありませんから、リタイアはトレイルランニング自体のハードさによるものだったと思います」

レース終了後、コース上のほかの場所で地バチに刺されたランナーが何人かいたことを聞いた。自分がスズメバチに刺されたことは、たまたま運が悪かったと受け取っているので、とくに実行委員会などには報告しなかった。ちなみにKさんがトレイルランニングを始めたのは2011年からで、ハセツネカップへの出場はこれが3度目だったが、トレイルランニング中にハチに刺されたのはこのときが初めてだった。

全国各地で開催されているトレイルランニングレースの主催者は、レース中のハチによる被害の増加を受けて、事前のコース整備の際に可能な範囲で巣を撤去するようにしている。とくにハチの活動が活発になる夏〜秋の時期にレースを主催している関係者は、かなり神経質になっているという。

しかし、地バチなどの場合、巣のそばを少人数が歩いて通過しているときは現れないが、集団で走っていると出てきてしまうことがあり、コースの近くの民家にあったハチの巣が刺激され、ハチが集団でランナーに襲いかかってきたという事例もあった。さらにトレイルランニングはスピードを出して走るのでハチを刺激しやすいうえ、肌の露出部が多いのでよけいに被害に遭いやすいという一面もある。こうしたことから、関係者やランナーがいくら注意していても、対処しきれないというのが実情のようだ。

競技中のハチによる被害を防ぐため、関係者はランナーに対し、コース上のハチの出没情報をアナウンスするとともに、ポイズンリムーバーの携行を半ば義務づけるようにしている。

＊「トレイルランニングはできるだけ装備を軽量化するので、エマージェンシーキットをおろそかにしがちな人もいるが、ポイズンリムーバーを含めた最低限のキットは持ったほうがいいと思います」（Kさん）

沢登り開始前にハチの大群に襲われ死亡

奥秩父・豆焼沢

Aさんが父親とその友人2人の計4人パーティで、奥秩父の豆焼沢に入渓したのは2016年8月6日のことである。計画では豆焼沢を遡行して沢のなかで1泊し、翌日、雁坂峠に抜けて黒岩尾根を下山する予定だった。父親は80歳という高齢だったが、国内はもとより海外遠征登山の経験も豊富で、その実力は社会人山岳会の代表を務めるほど。当時も雪山登山やクライミングを積極的に行なうなど、バリバリの現役として活動していた。

この日の朝、4人は車で秩父方面へ向かい、午前11時30分ごろ雁坂トンネル手前の出会いの丘駐車場に到着。12時過ぎから登山を開始した。

駐車場からはすぐに豆焼沢に入らず、左岸の100メートルほど上部につけられている作業道をしばらく進んだ。作業道は山腹をトラバースするようにして豆焼沢のトオの滝の下まで続いており、父親の足でも2時間ほどで沢に下りられるはずだった。しかし、1時間半ほど歩いたところで道が不明瞭になってきたため、作業道を外れて沢に直接下りることにした。

斜面はかなりの急傾斜だったが、樹林帯だったので手掛かりとなる立ち木もあり、問題なく下りられそうに見えた。ただ、トレラン用のアプローチシューズを履いていたAさん以外は、フェルト底の沢登り用の靴だったため、グリップが効かずにずるずる滑り、苦労している様子だった。何度も尻餅をつきながら下りる父親を横目に、Aさんはひとり先行して斜面を下り、15分ほどで沢に下り立った。振り返ると50メートルほど上の斜面に父親の姿が見えていて、そのうしろにほかの2人が続いているようだった。

Aさんが岩の上で沢登り用の靴に履き替えていると、父親が下りてきて、沢のほとりに座り込んだ。そのときは、「ああ、父が下りてきたな」と思った程度だったが、続いて父の友人が下りてくるなり、Aさんにこういった。

「お父さん、ハチに刺されて大変だよ」

それを聞いて父親を見ると、沢に足を浸けた状態で苦しそうに横たわっており、初めて異変に気がついた。近づいて「どうした?」と声をかけると、しんどそうに起き上がって、ほとんど言葉になっていないような弱々しい声で「ハチに刺された」と言った。それでも「1匹や2匹のハチに刺された程度だったら大丈夫だろう」と、あまり深刻には考えなかった。

しかし、すぐにまた横になってしまい、とても苦しそうな状態から徐々に反応がなくなっていくのを見て、ようやく「これは大変なことが起こっているのかもしれない」と思い始めた。

父の友人の話によると、Aさんが沢に下りた直後の午後1時50分ごろ、斜面を下っていた父親は、たまたま土の中にあったハチの巣を踏んづけてしまったらしい。2人の友人が追いついたときには、数え切れないほどのハチが父親に群がっていた。2人はすぐにハチを追い払おうとしたが、その際にひとりも手を一か所刺されたという。父親は顔や腕などを数十か所刺され、その場にうずくまってしまったが、再び立ち上がると自力で沢まで下りてきたのだった。

しばらくすれば回復するかもしれないという希望的観測に反し、父親は横になって目を閉じたまま、動かなくなっていく。ハチに刺されてからすでに10~15分が経っていた。

「お父さんは去年もハチに刺されているから、危ない状態かもしれない。すぐに119番通報したほうがいい」

友人のその言葉にようやく決心がつき、Aさんは携帯電話で救助要請をした。

父親の意識はすでになく、消防隊員の指示に従い、3人で交代で心臓マッサージを行なった。心肺蘇生を続けることおよそ1時間、現場に防災ヘリが到着し、父親をピックアップして出会いの丘駐車場の脇にあるヘリポートへと搬送した。そこでドクターヘリに引き継がれ、

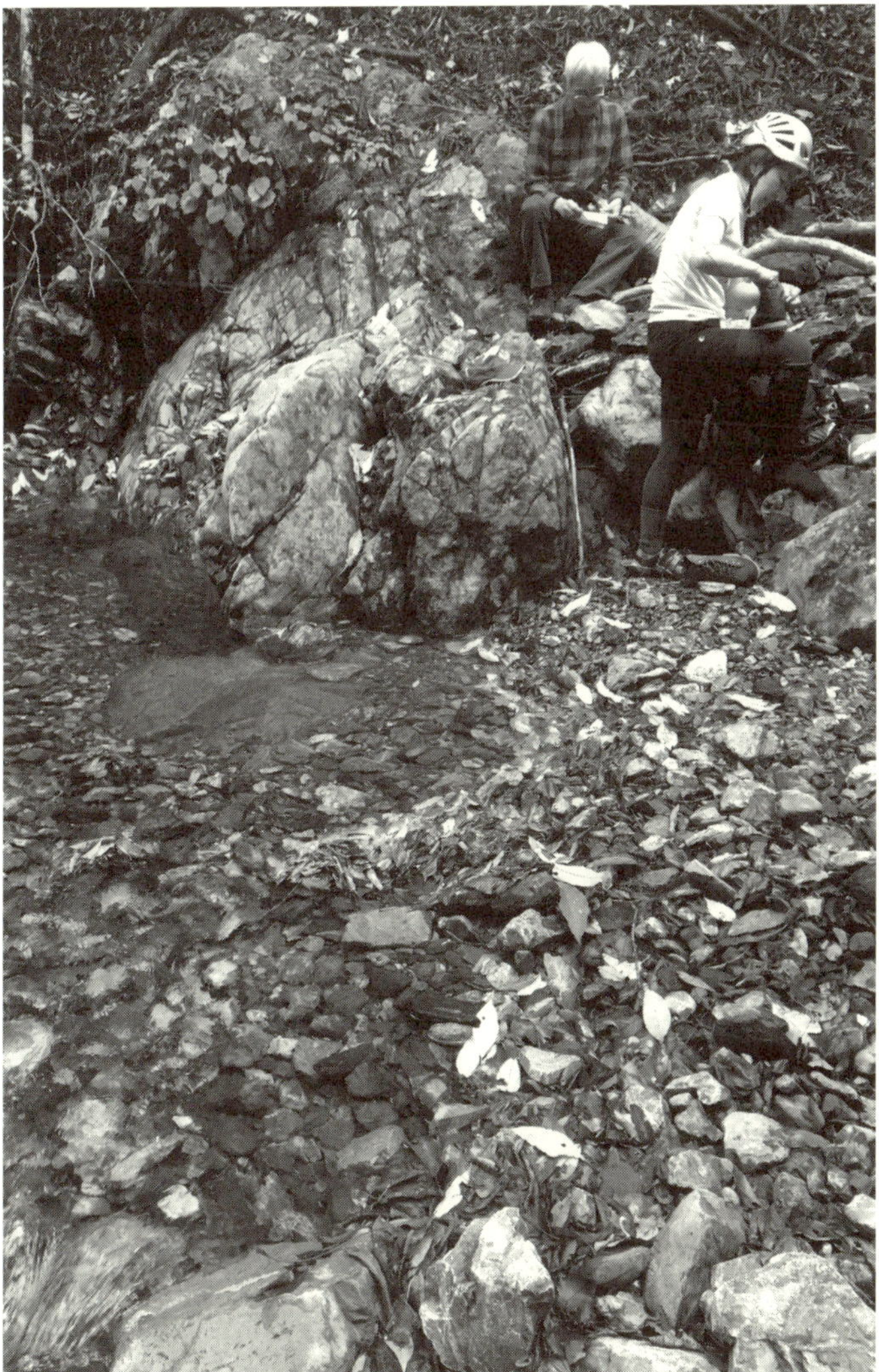

父親が横たわって意識を失ってしまった場所（2年後の現場検証時の写真）

医師の処置を受けながら秩父市内へ運ばれ、さらに救急車で病院に搬送されていった。

Aさんら3人は、警察の山岳救助隊による現場検証に立ち会うためにその場に残ったが、救助隊の到着を待つ間に病院から電話が入り、父親の死亡を知らされた。死因は、ハチ毒によるアナフィラキシーショックであった。

父親がハチに刺された現場は、比較的樹間の広い土の斜面で踏み跡もなく、4人がそれぞれ思い思いのルートどりで下っていた。Aさんが下りているときはハチの気配はまったくなかったが、運悪く父親は土の中のハチの巣の真上を通過してしまったようだ。そういう意味では、避けようのない不幸な事故だったといえよう。

ハチの種類は特定されていないが、土中に巣が作られていたことから、クロスズメバチだったと推測されている。

取材＝羽根田 治

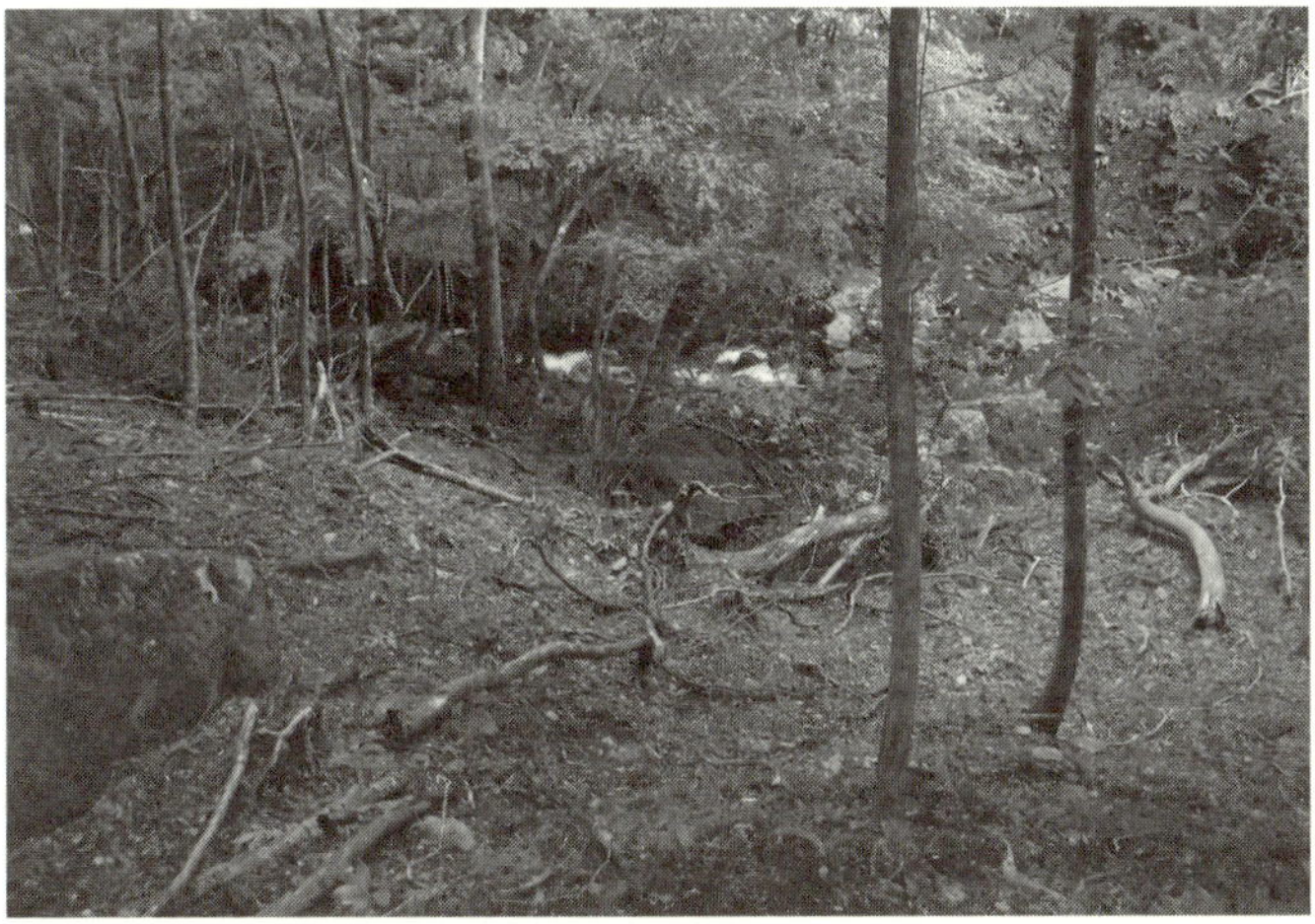

事故現場付近から沢を見下ろす

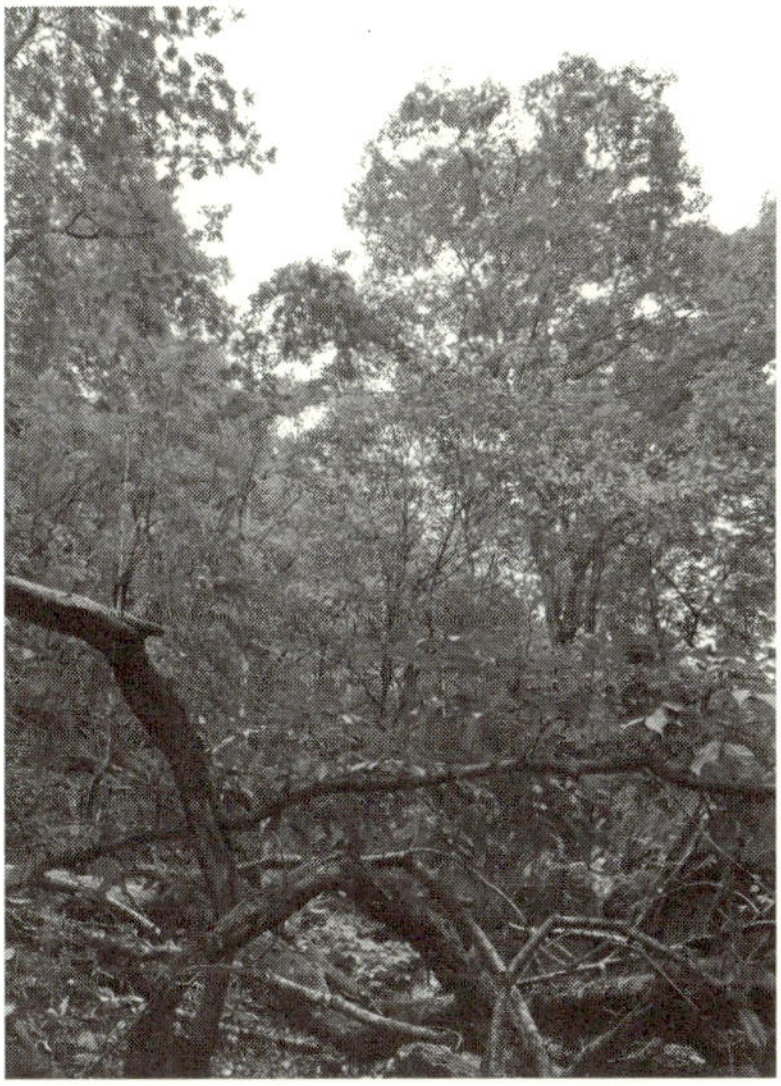

ヘリで吊り上げられた地点。緊急搬送されたが、処置が間に合わなかった（2年後の現場検証時の写真）

第1章

身近な危険・ハチ刺し症

ハチ刺し症　4482例の総括

著者の診療所のある長野県小県郡青木村は人口約4300人、上田市の西端に隣接する農村である。青壮年の多くが上田市をはじめ近隣の都市部へ通勤するベッドタウンともなっている。このため、村内の日中居住者は農業に従事する中高年者、主婦、学童が多く、ハチ刺されによる被害もこの日中居住者に多くみられる。

診療所は、村の中心部にある青木村役場に隣接し、村内各地域及び近隣の市町村からの交通網にも恵まれている。刺傷者の多くは地元住民だが、ときには近隣からの受診者もある。著者はまた、地域の森林組合の産業医を任されているため林業従事者のハチ刺されを治療する機会も多い。

救急車による来院は少なく、ハチ刺し症患者の5％である。これはハチ刺し症による全身症状などがみられる場合には一分一秒でも早く緊急治療を行なう必要があるために、通報を受け次第、医療チームが現地に向かうか、あるいは被害者の家族がマイカーなどでできるだけ早く運ぶように周知しているためである。救急車を呼び到着を待ち、さらに刺された現場から診療所へ移動する時間的ロスを少しでも減らすことが重要である。

日中居住者の多くが農業という野外作業に従事する土地柄であり、平地から里山へと続く山里的環境に多くの民家があるため、スズメバチ、アシナガバチなど刺すハチの個体数、種類は多い。これらのハチは種類ごとに生息環境や刺す習性も少しづつ異なるが、その活動するエリアは自然林や草原などより、むしろ里に近い人間との接点のあるエリアを好む。これは巣作りに適した民家や物置の軒下などがあり、民家の庭先に咲く花や植物にハチのエサとなる昆虫やその幼虫が多いことが一因と考えられる。

こういったことから、多くのハチ刺し症患者を診ることとなり、その知見をたびたび、医療専門誌や学会で報告してきた。

昭和55年から平成30年に至る39年間の刺傷４４８２例について、観察結果をまとめた。すべて著者自身が診察したものである。そのうち、なんらかの全身反応を示したものは、軽重症合わせて８６２例（19・2％）であった。全身反応には循環器症状、呼吸器症状、消化器症状、皮膚症状、神経症状を呈するものなど多彩であり、対応を誤れば致死的であるため、初期治療が重要である。

また、刺された時点では軽症であっても、数時間あるいは数日後に発症する遅発型症例もあるため、刺された場合はできるだけ医療機関で診察を受けることを勧めたい。

ハチ刺し症はいつ多いか

昭和55年から平成30年に至る39年間のハチ刺し症4482例について、刺傷を受けた月別の例数をみると、8月＝1518例、7月＝1298例、9月＝606例の順に多く、3か月の集計は3422例で、この季節に集中していることがわかる。（表1）当地では「ハチ8月」という言い伝えもある。なお12月、1月、2月の刺傷例は越冬女王バチによるものである。この集計から、ハチに活動期がおおよそ4月から11月まであることもわかる。

性別では男性が多く55％、女性45％となっている。年齢階層別には20代は5％と最も少なく、60代が20％と最も多かった。

気象との関係をみると、ハチ刺し症の数は、気温と正の相関関係がみられ、降水量とは強い負の相関関係が認められた（図1・2）。つまり雨が少なく暑い夏にハチ刺し症は多く発生する。スズメバチでは暴風雨によって巣が破壊されたり、営巣後の低温や長雨によって成虫の活動が抑制されたり、エサ不足によって巣が滅んだりすることが報告されているので、巣の盛衰とその年の気象はある程度、関係のあることが推測される。

夏から秋にかけての3か月にハチ刺し症が多発する原因は、ハチの一年間の生活史と深く関わりがある。

被害の多いオオスズメバチ、キイロスズメバチ、モンスズメバチなどのスズメバチ類（スズメバチ亜科）は、越冬した女王バチが春先に単独で小さな巣を作り始める。夏までには、その巣から第一世代の少数の働きバチが羽化し、その働きバチによって巣は少しづつ大きくなり、巣内には次世代の幼虫も成長していく。

夏ごろから働きバチが次々と羽化し、巣は急激に大きくなり、巣内には次世代の幼虫が増加していく。キイロスズメバチの場合には最大１万頭もの幼虫を養うほどになり、働きバチの数も１０００以上になるといわれる。幼虫のエサとなる昆虫やその幼虫などを捕らえ、巣に運ぶ働きバチの活動は活発化し、巣を中心に広いエサ採りエリアを飛び交うこととなる。

夏の後半から秋にかけてスズメバチ類の活動はピークとなるが、同時に大きく成長した巣の内部には、栄養たっぷりの幼虫や蛹が養われている。いわば自然界の食糧庫といえるわけで、人やクマなどその巣を狙う天敵は多い。

それらの天敵から巣を守るために、スズメバチは巣に近づくものを警戒し、巣に危険が迫れば積極的に攻撃を仕掛けてくる。偶然であれ故意であれ人が巣に近づけば、スズメバチは

表1　ハチ刺し症の月別数(39年間4,482例)

年度／月	1月	2月	3月	4月	5月	6月	7月	8月	9月	10月	11月	12月	計
昭和55(1980)	0	0	0	1	2	2	11	10	16	4	0	0	46
昭和56(1981)	0	0	0	0	3	2	6	10	3	1	1	0	26
昭和57(1982)	0	0	0	0	0	3	9	19	8	3	1	0	43
昭和58(1983)	0	0	0	0	3	2	11	22	10	4	1	0	53
昭和59(1984)	0	0	0	0	1	3	18	26	19	19	3	0	85
昭和60(1985)	0	0	0	10	4	4	12	16	4	1	0	0	42
昭和61(1986)	0	0	0	3	3	3	15	28	18	10	3	0	83
昭和62(1987)	0	0	0	1	1	1	24	20	9	11	7	0	74
昭和63(1988)	1	0	0	2	2	5	18	27	10	9	2	0	76
平成1(1989)	0	0	0	2	0	2	4	18	9	10	0	0	45
平成2(1990)	0	0	1	1	3	6	19	25	18	12	4	1	90
平成3(1991)	0	0	1	2	4	6	21	23	11	14	1	1	84
平成4(1992)	0	1	1	4	0	2	21	46	14	6	2	1	98
平成5(1993)	0	0	1	2	3	2	20	26	5	11	4	0	74
平成6(1994)	0	0	0	1	6	2	38	29	13	9	3	0	101
平成7(1995)	0	1	0	1	4	1	13	27	6	11	4	1	69
平成8(1996)	0	0	0	1	3	4	57	56	15	19	5	0	160
平成9(1997)	0	0	1	6	5	7	48	36	11	8	3	0	125
平成10(1998)	0	0	0	1	3	11	55	43	32	13	8	1	167
平成11(1999)	0	0	0	3	4	5	22	23	7	8	1	0	73
平成12(2000)	0	0	2	4	5	3	46	56	37	23	14	2	192
平成13(2001)	0	0	0	2	7	16	78	52	22	12	3	1	193
平成14(2002)	0	0	4	4	4	11	66	57	15	10	2	0	173
平成15(2003)	0	0	1	4	2	18	60	99	33	17	18	0	252
平成16(2004)	0	0	3	4	2	12	33	47	17	12	3	1	134
平成17(2005)	1	0	1	1	3	17	63	71	12	13	4	0	186
平成18(2006)	0	0	3	1	3	12	24	27	9	6	3	1	89
平成19(2007)	0	0	0	5	1	11	22	40	18	5	6	0	108
平成20(2008)	0	0	0	3	5	9	36	64	21	21	9	1	169
平成21(2009)	0	0	0	5	5	13	36	49	21	10	4	0	143
平成22(2010)	0	0	0	1	1	2	26	35	24	6	5	0	100
平成23(2011)	0	1	0	3	2	9	60	68	30	19	3	1	196
平成24(2012)	0	0	0	2	4	9	46	57	21	10	7	1	157
平成25(2013)	0	0	0	1	4	8	29	52	15	8	3	0	120
平成26(2014)	0	0	0	2	9	10	37	29	13	10	4	0	114
平成27(2015)	0	1	0	2	5	7	40	54	12	4	5	0	130
平成28(2016)	0	1	1	2	4	19	86	43	18	11	2	0	187
平成29(2017)	0	0	0	0	0	6	28	55	21	6	4	0	120
平成30(2018)	0	0	0	0	0	16	40	33	9	5	2	0	105
計	2	5	20	78	120	281	1298	1518	606	387	154	13	4482

図1　8月平均気温とハチ刺し症数

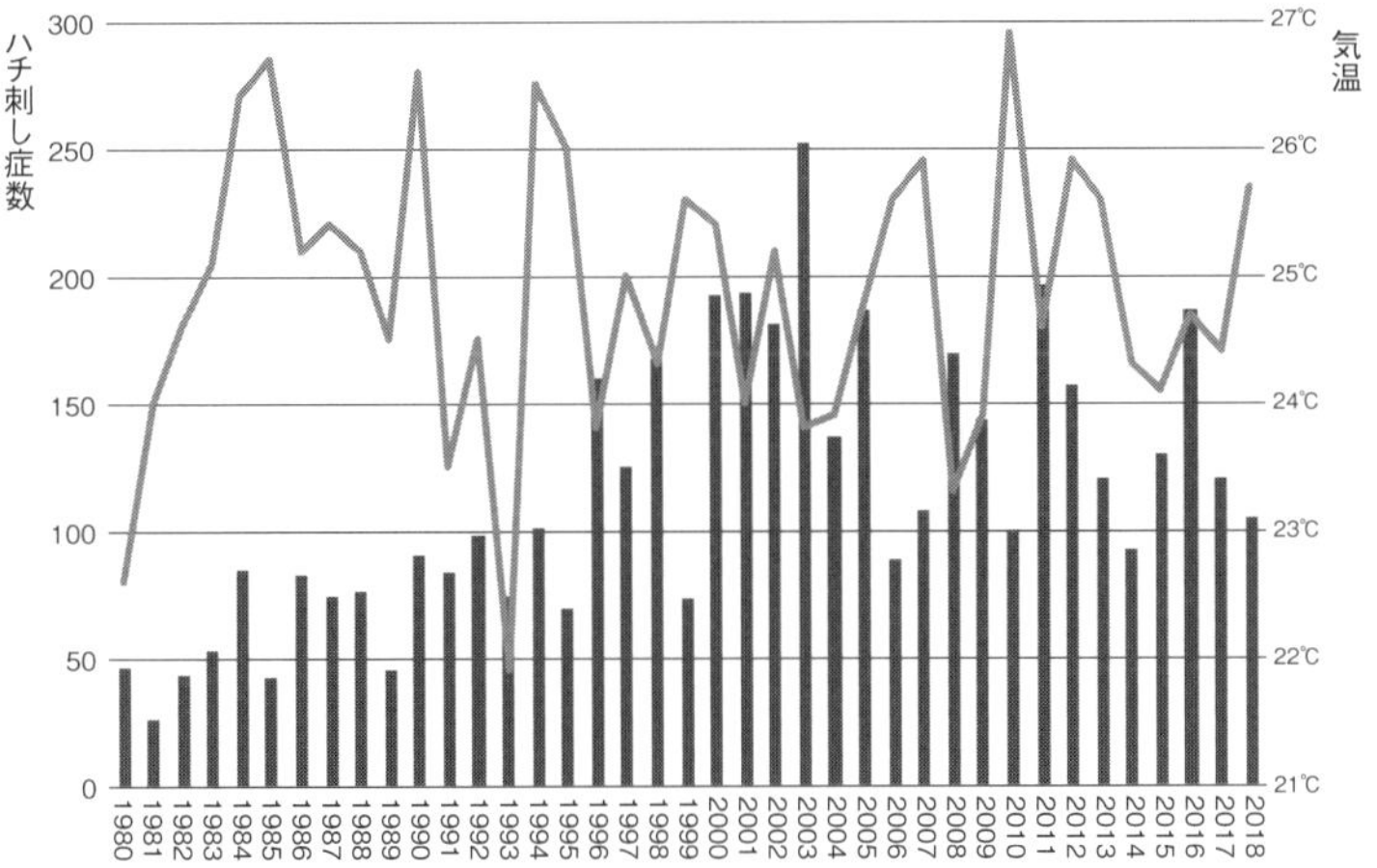

図2　7～9月の降水量とハチ刺し症数

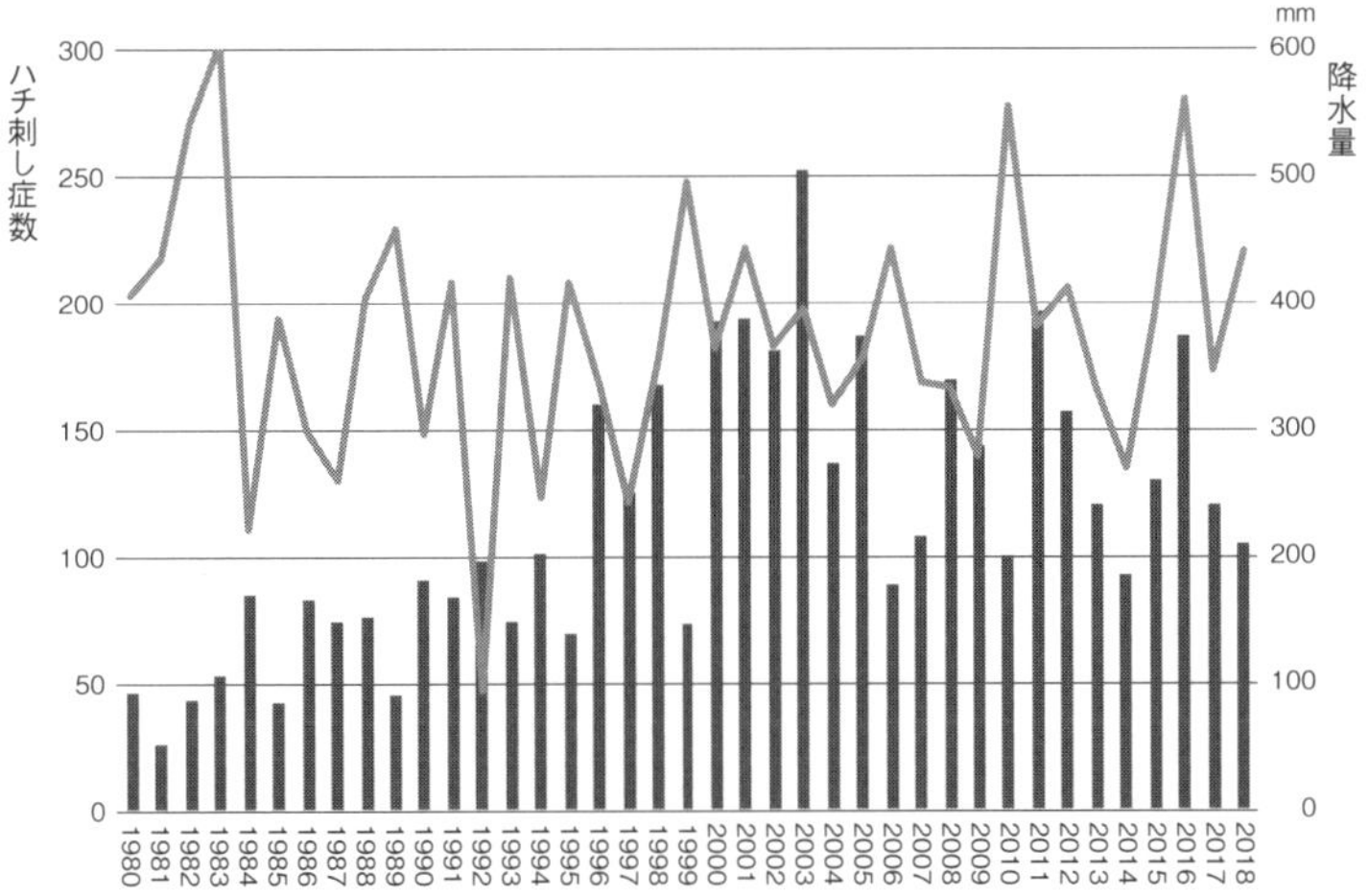

毒針攻撃で立ち向かってくる。7〜9月にスズメバチによるハチ刺し症が多発するのは、このような巣の成長サイクルと重なるためといえる。

いっぽう春から夏にかけてはアシナガバチによる被害が多い時期である。アシナガバチ類もまた、春先に越冬した女王バチが小さな巣を作り始めるが、夏の終わりまでに幼虫たちはすべて成長しおえる。つまり、5月ごろから8月ごろまでがアシナガバチ類の活動のピークで、刺される人もこの時期に多いことになる。

アシナガバチの仲間は釣り鐘型を基本とした小さな巣を作るが、育てる幼虫はせいぜい10〜200頭と少ない。このため巣を守る防衛本能と攻撃性もスズメバチよりは弱い。

では、なぜ刺されるのか。アシナガバチたちは春先、人家や物置の軒下、庭木の灌木、草原など、あらゆる場所に巣を作る。巣のある場所は春から夏にかけて季節とともに草木が成長し、巣の存在が目に付きにくくなる。目立ちにくい場所に小さな巣があるため、つい不用心に巣に接触したり、壊してしまう場合が多い。このようなときにアシナガバチは反射的に刺すことになる。

また庭先やベランダに干した洗濯物を取り込むときなど、止まっていたハチに気づかずに触ってしまったときにも、ハチに刺されることがあるので注意したい。外気温が下がり、アシナガバチの女王が保温のため暖かい場所で休む秋によくみられる。

晩秋から春先までの約半年近く、ハチの活動は休止し、越冬するスズメバチやアシナガバチの女王たちは土中や朽ち木の中などにもぐり込んでいる。この時期にはハチ刺されは発生しないはずであるが、ごく稀に思わぬ事故が起きることがある。


1988年1月中旬、その日は正月明けの行事である「どんど焼き」の日で、消防団員が火の後始末、点検をするのがしきたりになっている。そのため30代の男性は、陽当たりのよい廊下の壁にかけておいた消防団のハッピを着て見まわりに出かけた。間もなく右肩に灼けつくような痛みを感じて、思わずハッピを脱いだところ、クマンバチ（キイロスズメバチのこの地方の俗称）が1匹ポトリと落ち、のろのろと動いていたという。

来診した男性の右肩には、ハチ刺しと思われる発赤腫脹を認めた。夕暮れ迫るころであったので、翌日ハチを確かめに現場に出向いてもらったが、いかんせん車の往来する路上のことであり、残念ながら見つけ出すことはできなかった。

はたして、1月にハチに刺されることはあるのだろうか。わが国のスズメバチ研究の第一人者である三重大学生物資源学部の松浦誠教授（当時）に手紙を出し、状況を説明したところ、ほどなく返信を頂いた。

「ハチの種類はキオビホオナガスズメバチかキイロスズメバチの女王バチと思われ、小型であればホオナガスズメバチ、大型ならばキイロスズメバチと推定される。この2種類は普通、朽ち木の中で越冬するが、物の間に潜入して越冬することも十分に考えられる。」

おそらくは吊るしたハッピの中にまぎれ込んで越冬していたものであろう。この例は、越冬中のスズメバチの女王バチによる刺傷と考えて間違いないものと思われた。1974年2月、和歌山県で山林開墾をしていた農夫が、掘り起こした土の中から出てきたオオスズメバチに刺されるという事故が発生し、越冬中でもハチが刺すことが実証されている。

刺された部位

◉刺傷部位

刺傷の部位は、手が最も多く267例、次いで腕193例、顔127例、頭101例の順に多かった。また眼瞼の26例にも注意すべきであろう（平成10年まで1541例のデータ）。（図3・4）手が多かったのは、ハチに襲われたときに手で払いのけようとした結果であろうか。

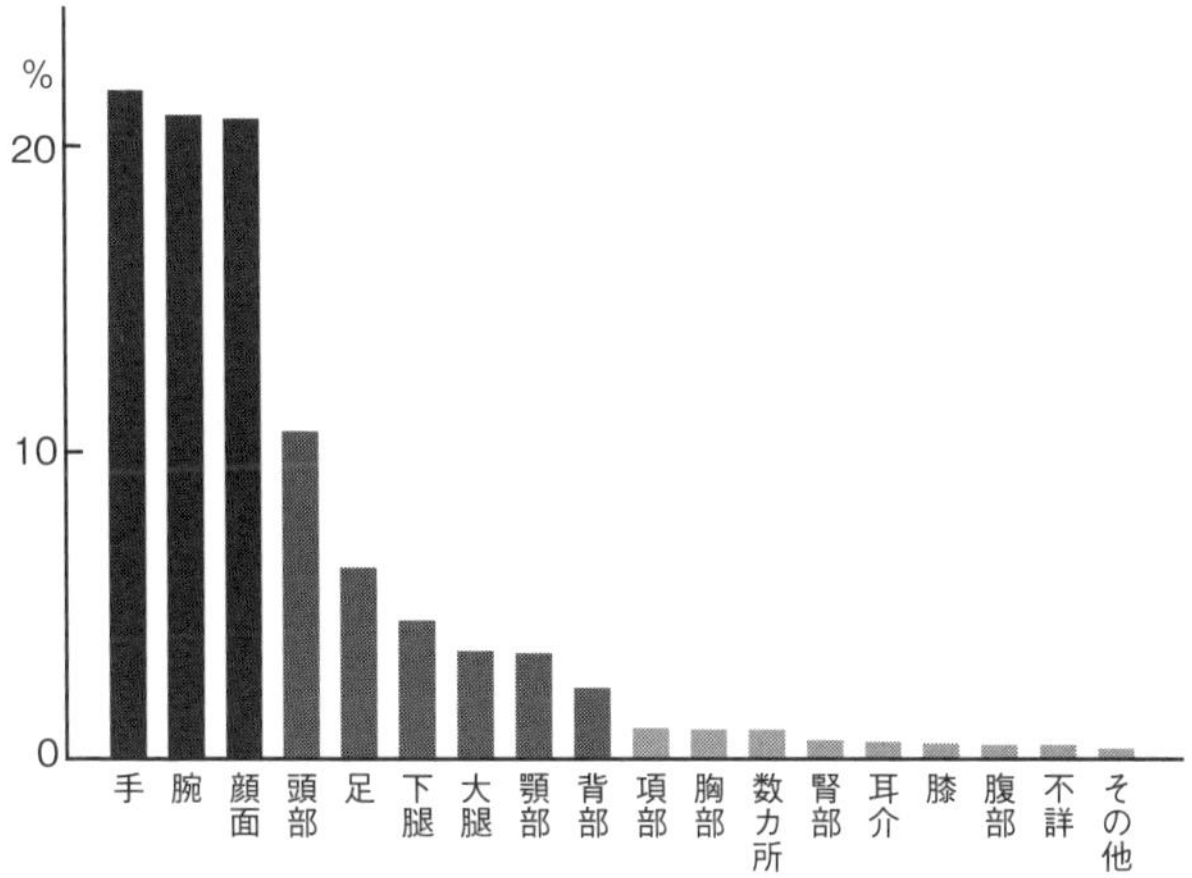

図3　ハチ刺し症の刺傷部位（昭和55年～平成2年、663例）

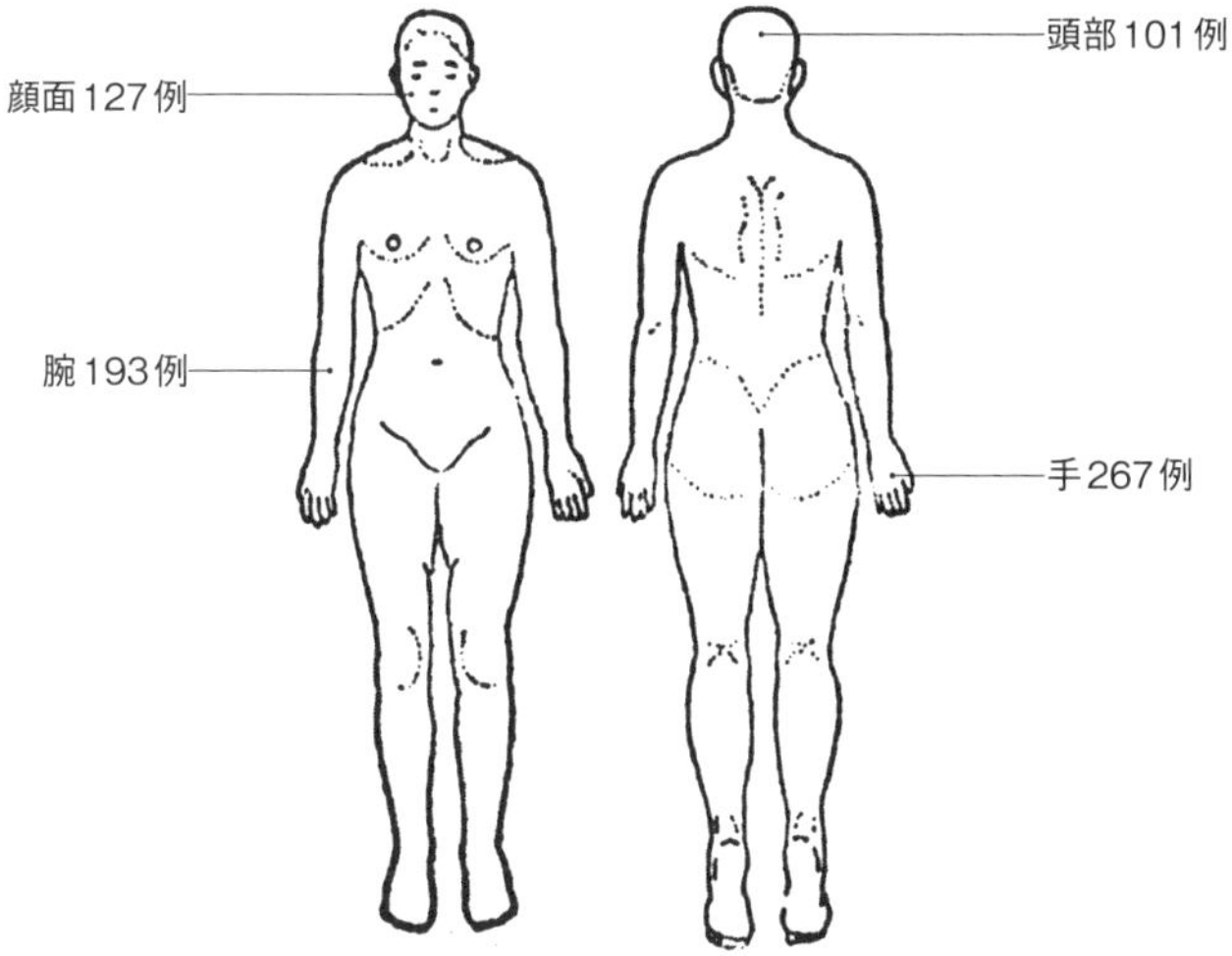

図4　主な刺傷部位（昭和55年～平成10年、1,541例）

スズメバチはしばしば顔面、特に目の周囲に飛来して眼瞼などを刺すことが多い。大きな巣を作り、その巣を守るスズメバチの最大の敵は、太古の昔から人やクマなどの大型哺乳類であり、その天敵の最大の弱点である目を攻撃すべきことを、スズメバチたちは永い闘争の歴史から身につけたものと考えられている。（文献13）

目をめがけて攻撃された例はいくつかある。松浦誠教授自身の体験として、顔をめがけて放出される霧状になったオオスズメバチの毒液の一部が眼球に入り、激痛とともに両眼ともほとんど開けていられなくなった。すぐに涙があふれ出てきたので毒液を流し去ったらしく、数分後には回復したが、痛みは30分くらい続いたという。また、スズメバチの毒の研究家がオオスズメバチの毒液を採っている最中にその飛沫が目に入り、角膜が白濁したという危険な例もある。（文献24）

体の露出部である手や腕、顔はスズメバチの格好の攻撃部位となるが、スズメバチの特徴的な攻撃部位として頭部があげられる。スズメバチは頭部めがけて攻撃することが多く、頭髪に止まると大アゴで髪の毛をつかみながら中へともぐり込み、頭皮に毒針を差し込む。この習性も眼に対する攻撃と同じように人間との長い闘争から得たもので、スズメバチの主な生息域である東アジアの人々の特徴である黒い目と黒髪を、攻撃ターゲットとする習性を身につけてきたものと考えられている。

スズメバチ以外のアシナガバチ、ベッコウバチなどの狩りバチやハナバチの刺傷部位は手や腕に多いが、これはハチの刺針行動が相手にダメージを与える攻撃というよりは、驚いたハチがとっさに接触した手や腕を反射的に刺すためと思われる。

局所症状と全身症状

刺された局所の症状としては激痛、発赤、腫脹（ハレ）、局所の浮腫（むくみ）などである。刺傷部が潰瘍になることも稀にある。ときとしてはリンパ管炎を起こす。著者の経験し4482例中、なんらかの全身症状を示した症例は862例（19・2％）で、その発現はけっして少ないものではない。

表2　ハチ刺し症全身症状の内訳と年変動（1999～2018年の2,941例）

年度	ハチ刺し症総数	受診者された人の症状				
		激症	蕁麻疹	皮膚炎	ショック	頻脈
平成11(1999)	73	3	2	2	2	0
平成12(2000)	192	16	19	2	1	0
平成13(2001)	193	14	12	3	1	0
平成14(2002)	173	10	14	9	1	3
平成15(2003)	252	6	16	10	1	0
平成16(2004)	134	3	8	4	1	0
平成17(2005)	186	6	18	2	4	0
平成18(2006)	89	15	9	0	3	1
平成19(2007)	108	19	9	3	1	3
平成20(2008)	169	12	5	2	0	0
平成21(2009)	143	3	10	0	3	0
平成22(2010)	100	8	2	11	1	2
平成23(2011)	196	4	16	0	3	4
平成24(2012)	157	7	3	1	1	0
平成25(2013)	120	8	10	3	0	0
平成26(2014)	114	2	9	3	2	0
平成27(2015)	130	7	11	43	1	0
平成28(2016)	187	5	14	10	2	0
平成29(2017)	120	3	4	3	2	1
平成30(2018)	105	6	6	3	1	1
小計	2941	157 (5.3%)	197 (6.7%)	114 (3.9%)	31 (1.1%)	15 (0.5%)

ハチ刺し症全身症状の内訳　（1980～1998年の1,541例を調査）

蕁麻疹	163例	10.6%
めまい	22例	1.4%
ショック	21例	1.4%
頭痛	20例	1.3%
頭重	20例	1.3%
呼吸困難	19例	1.2%
全身痒感	15例	1.0%
動悸	12例	0.8%
しびれ感	11例	0.7%

嘔気	少数例
嘔吐	少数例
悪寒	少数例
喘鳴	少数例
脱力感	少数例
下痢	少数例
しゃっくり	1例
心因性症状	1例

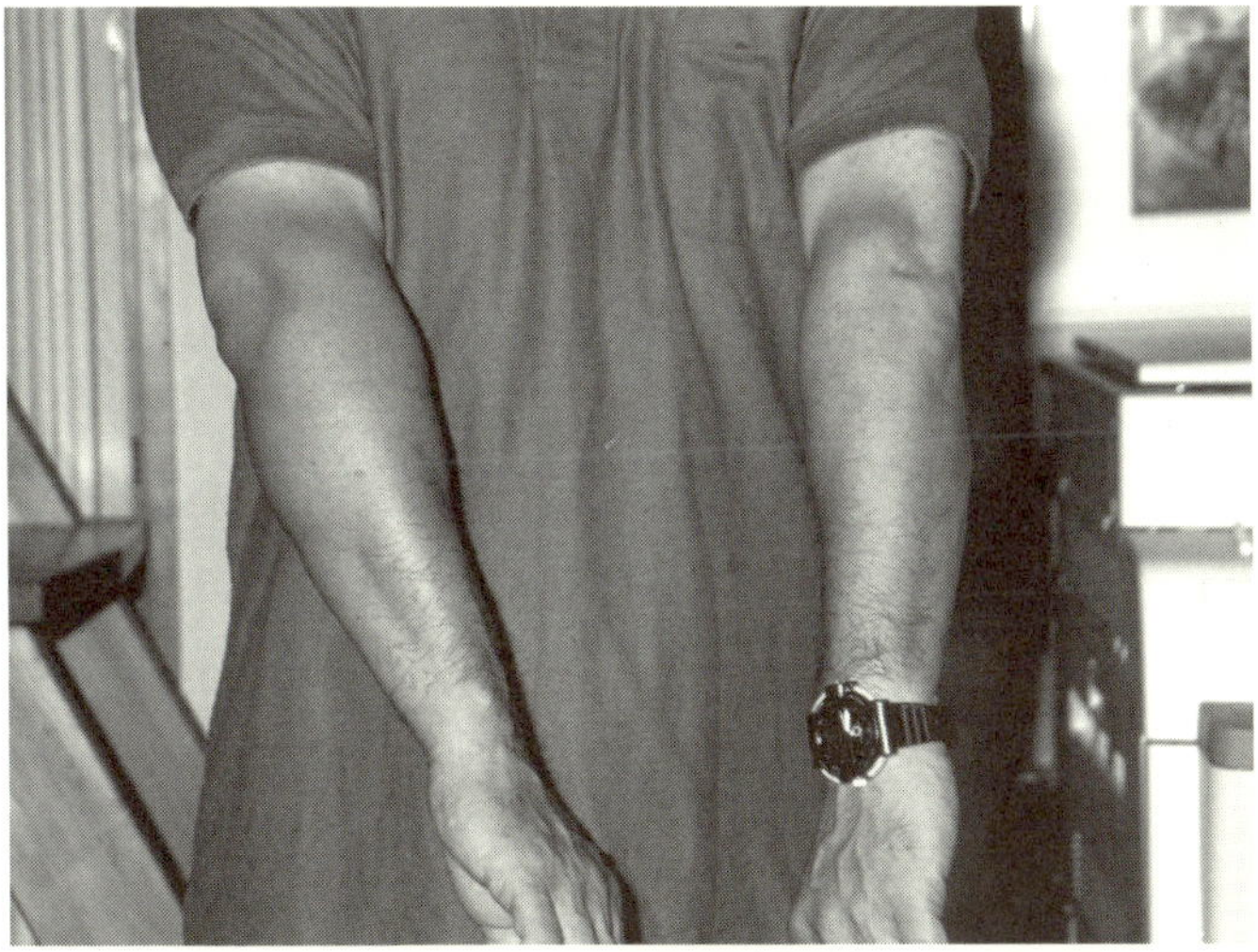

ハチ刺しによる腫張（右腕）

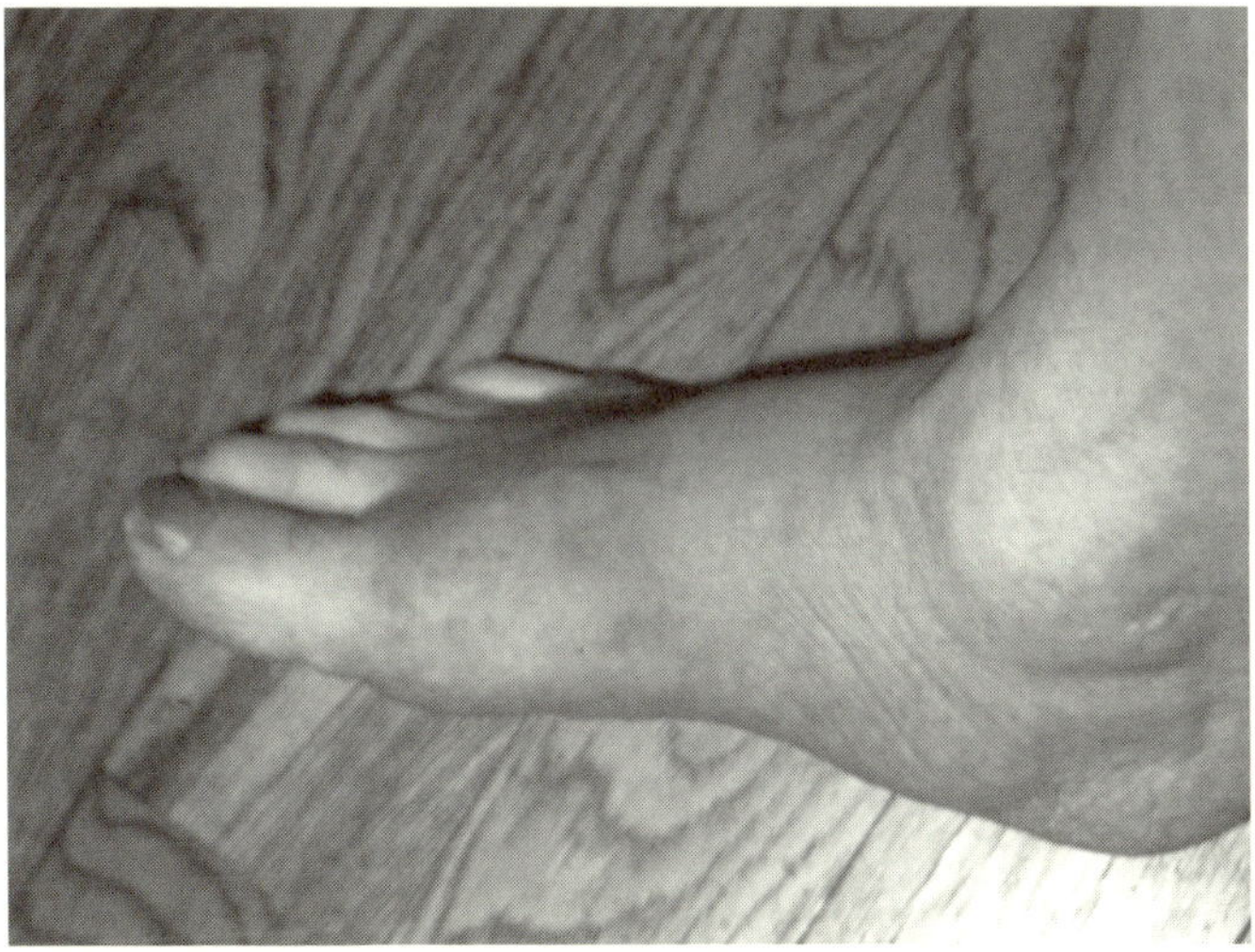

ハチ刺しによる発赤

林業従事者のハチ刺され調査

著者は昭和63年に長野県内のM営林署、平成元年にN営林署、また平成2年にY営林署の職員大会に招かれ、ハチ刺し症について講演したので、林業従事者のハチ刺されについてはことさらに関心をもっている。M、Y両営林署員については、アンケート調査の結果を集計したので報告しておきたい。

国有林野事業関係者のハチ刺されによる公務上死亡の状況は、昭和40年度北見営林局遠軽営林署、36歳男性。昭和46年度青森営林局岩泉営林署、24歳女性。昭和55年度北見営林局置戸営林署、42歳男性。昭和61年度帯広営林局足寄営林署、43歳男性。昭和62年度青森営林局雫石営林署、56歳男性。昭和62年度長野営林局伊那営林署、52歳男性。平成14年度愛媛県、60歳男性。平成15年度山梨県、44歳男性。長野県、48歳男性、平成22年度島根県、67歳男性。平成25年度北海道、61歳男性、と報告されている。

M営林署調査集計

昭和63年6月、M営林署の依頼を受け、署員にハチ刺し症について講演したが、その際、

M営林署が独自に行なったハチ刺し被害アンケート調査結果の提供を受けた。同資料を整理して若干の考察を加えてみたい。（表3）

調査結果では職員120人中、113人から有効回答を得た。

※平成11年3月1日より、営林局・営林署は森林管理局・森林管理署と改称された。本書では改称以前の調査の組織名称を使用している。

表3　M営林署職員ハチ被害調査結果（113人）
昭和63年4月調査

◉ハチによる刺傷経験

庁内	51人中50人	
事業所	32人中29人	
生産手	14人全員	
造林手	16人全員	
計	113人中109人	96.5%

◉刺傷回数

1～4回	33人	30.3%
5～10回	37人	33.9%
11～20回	17人	15.6%
21～30回	8人	7.3%
31回以上	12人	11.0%
不詳	2人	1.8%

*6割以上の人が10回以下の刺傷経験をもっている

◉刺したハチの種類

地バチ	87例	33.6%
アシナガバチ	74例	28.6%
ミツバチ	54例	20.8%
スズメバチ	44例	17.0%

◉刺傷場所

山	69例	31.1%
家の周囲	60例	27.0%
野原	34例	15.3%
林	32例	14.4%
畑	20例	9.0%
田圃	7例	3.2%

*山中が最も多いが、家の周囲と答えた人も意外に多い

Y営林署調査集計

平成2年7月、Y営林署の依頼を受け署員にハチ刺し症について講演したが、その際、Y営林署職員を対象にハチ刺しアンケート調査を行なった。その結果を整理して考察を加えてみたい。（表4）

ハチに刺された月別割合では、8月が30・8％と最も多く、7〜9月の3か月間で76・1％を占めていた。

◉刺傷部位

手	90例	28.1%
顔	61例	19.1%
頭	53例	16.6%
頚	30例	9.4%
上肢	26例	8.1%
足	21例	6.6%
下肢	16例	5.0%
体幹	14例	4.4%
耳	9例	2.8%

◉症状

無症状	5例	3.4%
局所の発赤	94例	64.4%
蕁麻疹	13例	8.9%
めまい	8例	5.5%
呼吸困難	8例	5.5%
嘔き気	7例	4.8%
全身の発赤	4例	2.7%
眼が見えぬ	3例	2.1%
起立困難	3例	2.1%
幻覚?	1例	0.7%

＊全身症状がかなりみられたことに注目したい

◉手当て

自己処置	53例	46.9%
病院で治療	18例	15.9%
放置したもの	42例	37.2%

＊自己処置としては毒を絞り出したり、冷水、アンモニア水、モチ草、ワラビ汁、キンカン、オーカンを用いたりしている

表4　Y営林署職員ハチ被害調査結果（66人）　平成2年7月調査

◉刺傷経験

66人中65人	98.5%

◉刺傷回数

1～4回	8人	12.3%
5～10回	15人	23.1%
11～20回	11人	16.9%
21～30回	12人	18.5%
31回以上	9人	13.8%
不詳	10人	15.4%

＊6割以上の人が10回以上の刺傷経験をもっている

◉刺したハチの種類

地バチ	52例	30.1%
アシナガバチ	51例	29.4%
ミツバチ	41例	23.7%
スズメバチ	29例	16.8%

◉刺傷場所

山	53例	29.3%
家の周囲	45例	24.8%
野原	30例	16.6%
林	24例	13.3%
畑	21例	11.6%
田圃	8例	4.4%

＊山中が最も多く家の周囲と答えた人も意外と多い

◉刺傷部位

手	54例	23.5%
上肢	45例	19.6%
顔	41例	17.8%
頭	35例	15.2%
足	15例	6.5%
体幹	12例	5.3%
耳	10例	4.3%
頚	9例	3.9%
下肢	9例	3.9%

◉症状

無症状	3例	3.3%
局所の発赤	61例	66.3%
蕁麻疹	18例	19.5%
全身の発赤	5例	5.4%
めまい	2例	2.2%
嘔き気	1例	1.1%
眼が見えぬ	1例	1.1%
発熱	1例	1.1%

＊全身症状がかなりみられたことに注目したい

◉手当て

自己処置	37例	41.6%
病院で治療	13例	14.6%
放置	39例	43.8%

＊自己処置としては市販の薬をぬる、冷水で冷やす、アンモニア水をつける、薬を飲む、ヨモギをつける、毒を絞り出す、吸い出す、アサガオの葉を塩でもんで貼る、尿をつけるなどがあった

職業柄多発する、ハチ刺し症を防ぐ

主として山林業務に従事する職員は、ほかの職種に比べてハチに接触する機会が多く、営林署職員がハチに刺されて死亡したとの新聞記事を見かけたことも再三ではない。ハチ刺し症はいわば職業病でもある。リスクの多い林業従事者に対しては、ハチ刺されの脅威を警告する必要があるものと痛感している。

実際にM、Y両営林署職員の95％以上がハチ刺しの経験をもっている。刺傷回数もほかの職業に比べて極端に多い。また全身症状を呈したものも少なくない。

長野営林局管内のハチ刺し症の実態について、昭和63年の報告によれば、長野営林局管内全職員2558名中、500人が全身症状の経験をもち、そのうち意識を失った者は32名にも及んだという。（文献15）

平成5年に発表された栃木県今市営林署職員133名（平均年齢44・5歳）の調査では、124名（93・2％）が過去にハチ刺傷の経験をもち、ハチの種類はアシナガバチ、スズメバチの順に多く、全身反応として蕁麻疹14名（11・3％）、意識障害を伴った重症反応4名（3・2％）であったと報告している。受傷頻度は同県内一般住民に比べてはるかに高率であったと述べ、ハチ過敏者の発生率が営林署の林業従事者において高率であり、職業アレルギーとして注目すべきことを指摘している。（文献23）

また従業員は複数の刺傷を受けており、ＩｇＥ抗体が長期にわたり産生させる可能性もあり、アナフィラキシー反応を起こす危険性が高い。林業に従事するものは、あらかじめアレルギーの診断を受けておくことが望ましいと述べている。

昭和63年、帯広営林支局における調査では、職員中84％が刺傷経験をもち、このうち全身症状の出たものは18％と報告されている。（文献18）

昭和57年発表の飯山、臼田、三殿、飯田四営林署職員７７２名のハチ刺傷アンケート調査により、全身反応既往を有するもの１１１名（14・４％）と報告している。（文献31）

頻回刺傷を受けた人や過敏者の単独入山は危険である。また林業従事者に対しては防蜂網、防蜂手袋などの保護具を常時、着用することが勧められている。実際に行なわれている自己処置は的確とはいいがたかった。過敏者はあらかじめ主治医に相談することを勧めたい。

第2章
ハチの危険を知る

ハチはなぜ刺すか

ハチの仲間は、地球上の全生物のなかで最も繁栄している昆虫類（現在、数百万種といわれているが実際にはさらに多いと考えられる）の30％近くを占める大グループである。その食性や生活史も多彩であるが大別して、

①植物食のハバチ、キバチ
②幼虫のエサとなる、ほかの昆虫の体内に産卵するヤドリバチ
③幼虫のエサとなる昆虫やクモを毒針で麻痺させて、その外部に産卵する単独性狩りバチ、および幼虫のエサとなる昆虫などを巣に運ぶ、社会性狩りバチ
④蜜と花粉で子育てするハナバチ

に大きく分けられる。これは系統分類にも対応しており、①のハバチやキバチなどの植物食のハチからほかのグループが進化してきたものと思われる。刺すハチは③、④のタイプで、②のヤドリバチから進化したとされている。③、④のいくつかの種は、社会生活を営む女王

バチ、働きバチ、雄バチの3つのカーストをつくり、それぞれが特定の仕事を受けもっている。攻撃性の強い種は、これらの仲間である。

・刺すハチは、産卵管を毒針に変化させたグループで、分類上「有剣類」と総称される。有剣類には狩りバチ一般とハナバチ一般が含まれる。

・有剣類は針をもつので、原理的にはどの種も刺すことができると思われる。しかし針が退化しているものもあり、攻撃性の度合いもいろいろなので一概にはいえない。

ハチというと、まず「刺す」と思いがちであるが、実際には刺すハチはごく一部にすぎない。ハチの仲間の最古の化石はジュラ紀にさかのぼり、その祖先はチョウやガの幼虫と同じように植物を食べていたと考えられる。現在、生息する多くのハバチの幼虫は葉を食べて成長するが、このような植物食のハチ類は成虫の形態も原始的で胸と腹部とのくびれがない。

植物食のハチのなかから、ほかの昆虫やクモを食料とするハチが現れた。相手の体内に卵を産みつける寄生バチがまず出現し、やがて生きている昆虫などを捕らえて食べる捕食バチ（狩りバチ）が産まれた。

生きた動物を相手とするために、これらのハチはすばやく的確な行動が必要となる。相手の体内に卵を送り込む産卵管や毒針を刺し込むためには、自由に動く機動性の高い腹部がなくてはならない。そのために腹部が独立して意志のままに動かせるような形態に変化し、細い腰によって胸部と腹部を継ぎ、産卵管や毒針のある腹端が的確に相手の急所を狙えるような形になった。（文献24）

人を刺すハチは、細腰亜目のうち有剣類と呼ばれるハチのなかのごく一部に過ぎない。それ以外は刺す針をもっていても、寄生する相手の体内に産卵するためのもの、幼虫のエサとなる昆虫やクモを毒針で麻痺させて、その外部に産卵するためのものである。針を攻撃のために使う種は、大きな巣を作り社会性を営む、ごく限られた、さらに進化した種だけである。もちろん、なかには例外的なハチもおり、幼虫のエサを麻痺させるための毒針を、とっさのときには人にも刺す単独性の狩りバチ（ベッコウバチ、ドロバチなど）もみられるが、これは偶発的行動といってよい。

また広腰亜目のキバチなどは、数センチに達する固くて鋭い産卵管をもっており、捕らえると刺すまねをするが、けっしてその針が人の皮膚を刺し通すことはなく、毒もまったくもっていないという。（文献24）

ハチの毒針は産卵管が進化したものなので、刺すハチはどんな種類でも雌である女王バチと働きバチだけである。働きバチは幼虫のエサ集め、巣の拡大などの役割を分担し、巣を外敵から守るときに毒針を有効に使う。

女王バチも毒針をもっているが、働きバチほど攻撃的ではない。巣内にとどまり産卵を続ける女王バチは、外敵との戦いは働きバチにまかせている。万一、直接に外敵との争いになって結果として傷ついたり死んだりした場合にはその巣にとって致命的なマイナスとなるため、積極的な攻撃行動はとらないと考えられている。春先、単独で巣を作り始めたスズメバチ類やアシナガバチ類の女王バチは、その巣をつついたりしても逃げるばかりで、向かってくることはあまりない。

ただし、チャイロスズメバチの女王バチは、キイロスズメバチの巣を乗っ取る場合、キイロスズメバチの巣内に侵入し。その女王バチを毒針で刺し殺して女王の座を入れ替わる。チャイロスズメバチの体型、大きさは、キイロスズメバチとほぼ同程度であり、毒針という強力な武器によってキイロスズメバチを刺し殺す方法をとったのだろう。同じような社会寄生性スズメバチに、ヤドリスズメバチ、ヤドリホオナガスズメバチが知られている。

どんなハチが刺すか

どんなハチが刺すかはおおよそ知られてはいるが、実際に刺したハチそのものが証拠物件として残されていることはあまりない。クマバチに刺されたらしいといっても、そのクマバチとは学名（和名）としてのミツバチ科のクマバチなのか、俗名（地方名）としてのスズメバチ類を指すのかはわからない。症状としてもスズメバチなら重い症状まで考えられるが、学名のクマバチなら危険性は少なくなる。したがって刺したハチ自体を確認することが治療上の参考になる。もちろん刺されたほうは、刺したハチを捕らえるどころではないだろう。ハチを持参することを強要するのはよくない。叩かれて死んだと思っていたハチがまだ刺す力をもっていることがあるので、よほどの注意が必要である。

日本では約5000種が知られるハチの仲間のうち、人を攻撃するのは社会性ハチ類と呼ばれる一群で、日本国内に分布するものは次のとおりである。攻撃性は0から5まで現した。数字の多いほうが攻撃性が強い。

社会性スズメバチ
〈スズメバチ科〉
スズメバチ亜科3属16種
アシナガバチ亜科3属11種
社会性ハナバチ
〈ミツバチ科〉
ミツバチ亜科1属2種
マルハナバチ亜科1属16種

※ハナバチ類の大分類はミッチェナー（2000）により見直しが行なわれたが、本著では従来の大分類を用いた。

このうち極めて攻撃的なハチが、スズメバチ亜科に属するハチ類であり、続いてアシナガバチ亜科である。

スズメバチ亜科は、スズメバチ属7種、クロスズメバチ属5種、ホオナガスズメバチ属4種が日本国内に生息している。このうち大型で攻撃性が高く、強力な毒をもつのはスズメバチ属であり、クロスズメバチ属とホオナガスズメバチ属は小型で攻撃性も低い。ただし、これらのスズメバチ類のハチ毒成分は基本的には同一で、過去にスズメバチに刺されてアレルギー反応の出た人は、その種類、大小によらず十分な注意が必要である。

◉スズメバチ亜科3属16種

スズメバチ属（膜翅目、スズメバチ科）は、女王バチを頂点として、多数の働きバチが活動する大きな巣を作り、社会生活を営む。この巣の防衛のために、スズメバチ属は強力な毒針を使った攻撃習性をもつようになったと考えられている。

スズメバチ属は世界に24種が知られているが、その分布の中心は、東アジアとその近隣の島々に集中している。日本では、オオスズメバチ、ヒメスズメバチ、コガタスズメバチ、モンスズメバチ、チャイロスズメバチ、キイロスズメバチと、宮古島以南の八重山諸島に分布するツマグロスズメバチの合計7種の生息が確認されている。また、近年、長崎県対馬などで外来種ツマアカスズメバチの侵入が確認された。

日本産スズメバチ属（スズメバチ亜科）

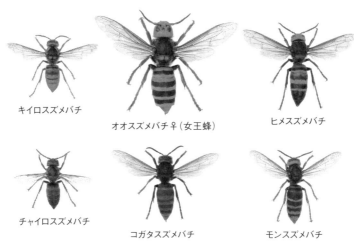

キイロスズメバチ

オオスズメバチ♀（女王蜂）

ヒメスズメバチ

チャイロスズメバチ

コガタスズメバチ

モンスズメバチ

日本産アシナガバチ属（アシナガバチ亜科）

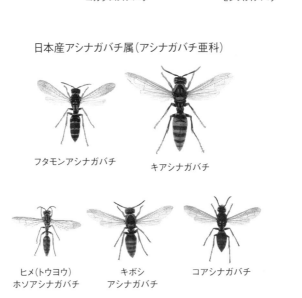

フタモンアシナガバチ

キアシナガバチ

ヒメ（トウヨウ）
ホソアシナガバチ

キボシ
アシナガバチ

コアシナガバチ

オオスズメバチ　攻撃度5　★★★★★

オオスズメバチは世界最大のスズメバチである。女王バチの体長は45ミリにも達する。大アゴは著しく発達し、コガネムシやカミキリムシ、カマキリ、大型のガの幼虫などを捕らえ、噛み砕き、肉ダンゴとして巣に持ち帰る。秋になるとそのパワーを最大限に発揮して、大量の幼虫が入っているセイヨウミツバチやキイロスズメバチなどの巣を集団で襲い、働きバチを殺して幼虫や蛹を自分の巣へ運び去る。養蜂家にとっても最大の敵である。

地中に巣を作るが、大きな巣では巣盤の最大直径が80センチにもなり、総育房数が8000室にも達するといわれる。攻撃性はきわめて強くハチ毒も強力で、しかも集団で襲いかかる。

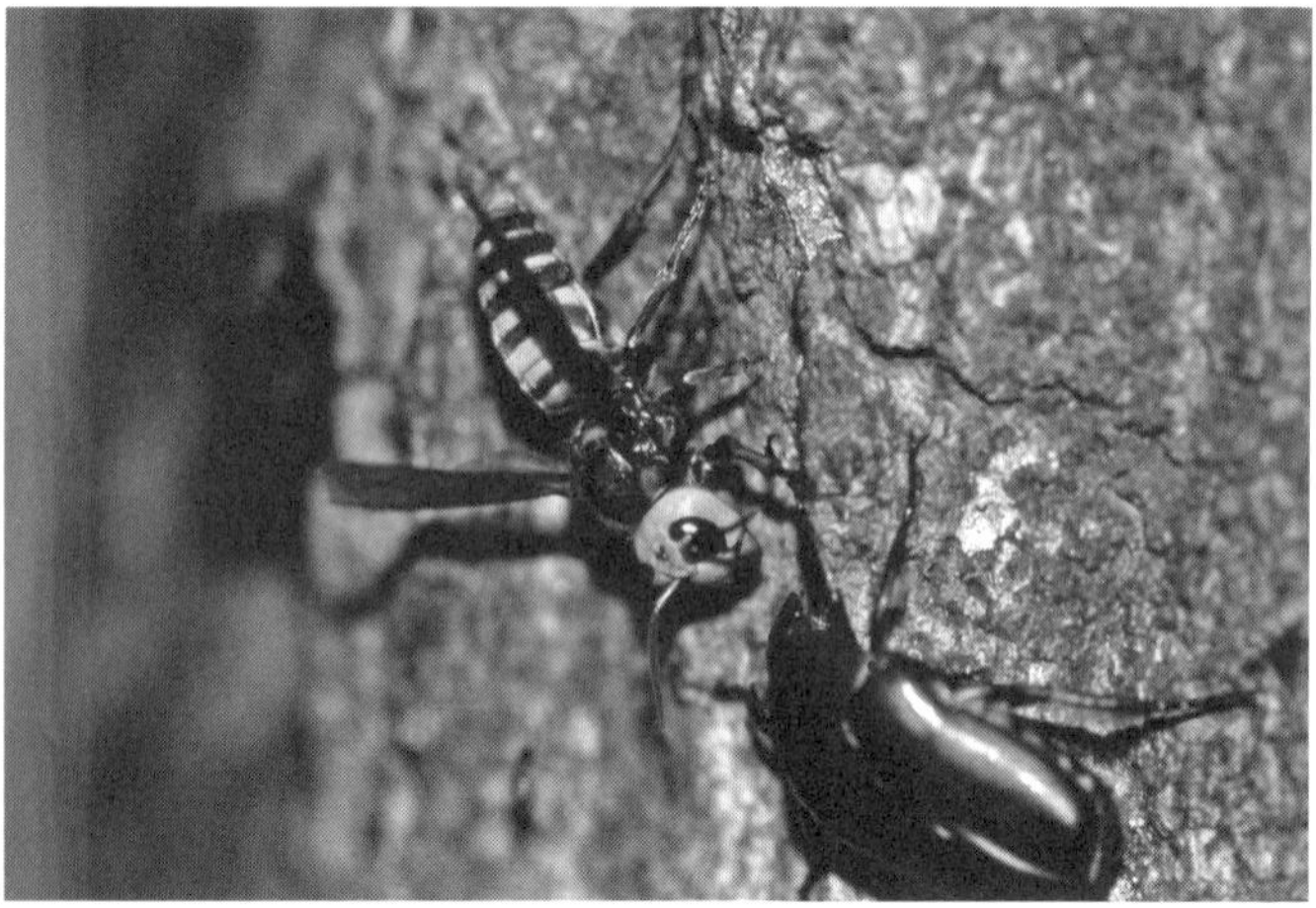

オオスズメバチ

雑木林内などの地中に巣があるため目につきにくく、特に注意が必要といえる。
　巣に近づくと大アゴをカチカチ鳴らして威嚇し、その後に集団で激しい攻撃をしてくる。しかしそのカチカチ音は大きくない。クヌギの樹液などにやってきているときも、このオオスズメバチだけは接近しすぎたり、刺激したりすると攻撃をしかけてくることがあるので要注意。刺されたときの痛みはハチのなかで最も激しい。玉川大学の小野正人教授は「足に太い釘が刺さったよう」と表現している。

キイロスズメバチ　攻撃度５　★★★★★

　キイロスズメバチは、野外で最もよくみかけるスズメバチで、名前のとおり鮮やかなクロー

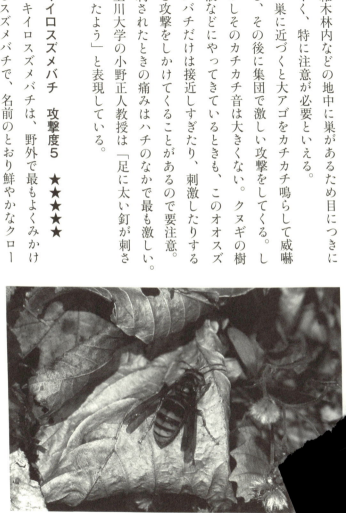

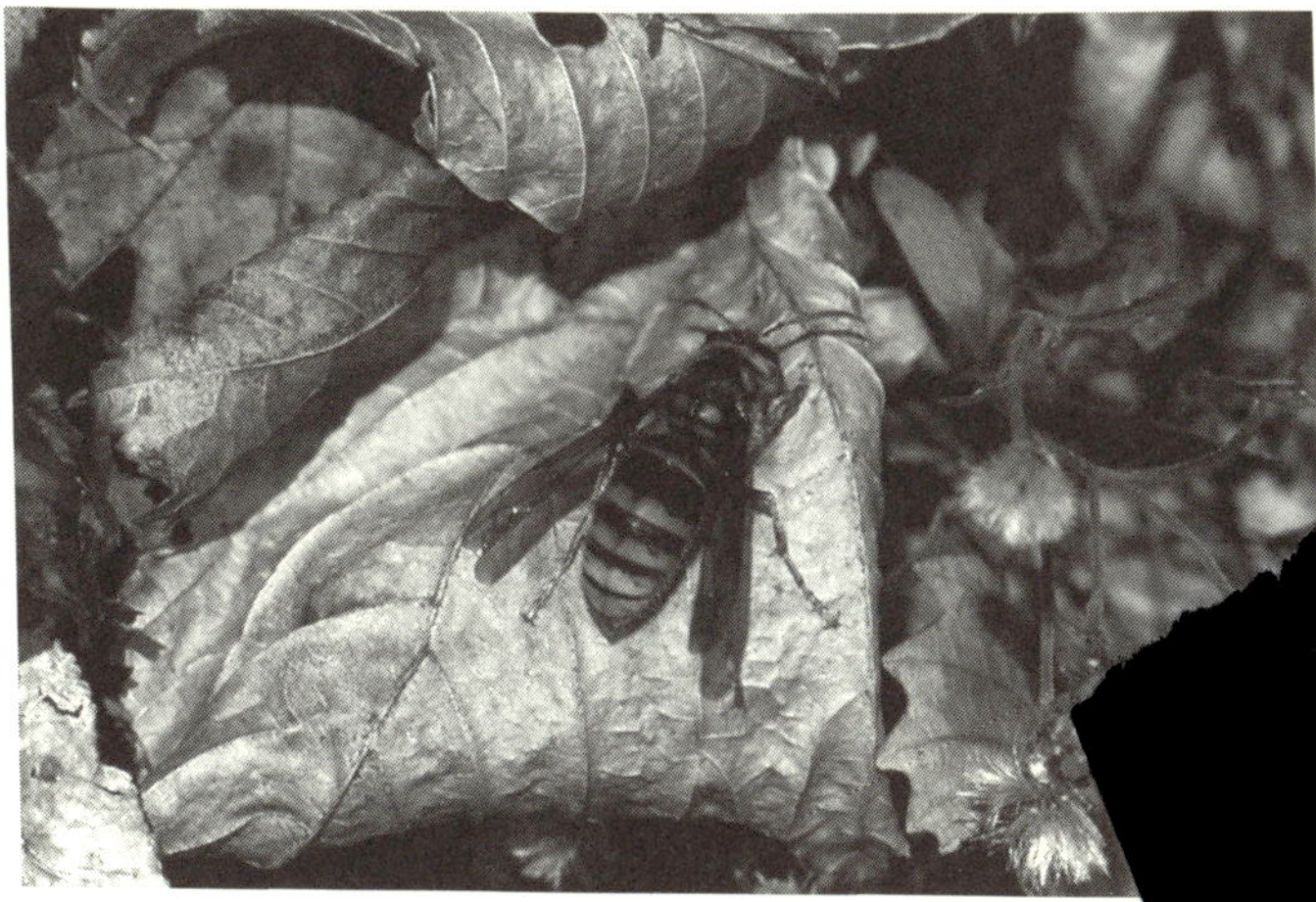

キイロスズメバチ

ムイエローの帯が目立つ。スズメバチ属ではチャイロスズメバチとともに小さく、女王バチで体長30ミリ、働きバチは20ミリほどだが、球形の巣は最大直径1メートルに達し、夏から秋にかけての活動のピークには、働きバチが1000頭以上にもなる。このような巣では、巣から10メートルほど離れた場所でも警戒バチに刺されることがある。さらにその警戒バチが出す警報フェロモンにより巣内の多数の働きバチが一斉に襲いかかるケースもあり、秋の遠足などでの集団事故にもつながる。最近の事例で2018年8月27日松本市安曇の乗鞍高原で開かれた自転車ロードレースの参加者のうち61人が刺されている（信濃毎日新聞）。

　キイロスズメバチは最近、都市部でもよくみられる。樹木の枝や木の洞などはも
こと、ビルやマンション、住宅のテラスや窓枠サッシ、軒下、床下、屋根裏、
ど、人工的な場所にも遠慮なく巣を作る。食性も多様で、さまざまな昆虫やそ
め、漁港では干されているアジやイワシ、イカなど、都市部では料理店の店裏
ラや公園のゴミ箱なども貪欲にあさる。空中を飛ぶミツバチをホバリングしな
え、捕らえるといったワザもできる。

　また、働きバチ自身のエネルギー源として、公園や荒地に自生するヤ
リなどの花蜜、クヌギやニレの樹液、果樹園の　実な　集

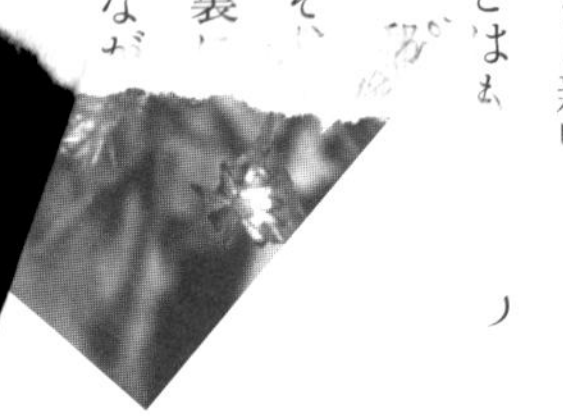

頭の空き缶ボックスや捨てられている空き缶に清涼飲料水などが残っているとよく集まるので、注意が必要である。

キイロスズメバチによるハチ刺し被害は、スズメバチ属のなかでは最も多い。特に近年、都市近郊での被害が増えており、マスコミを賑わせている。巣作りの場所や食性に都市に対する適応性があるうえ、天敵のオオスズメバチが、土中に巣を作るという習性から都市化とともに減少したこともあわせて、キイロスズメバチの増加につながっている。

ヒメスズメバチ　攻撃度2　★★

ヒメスズメバチは、オオスズメバチについで大型だが性質はおとなしく巣も小さい。攻撃性

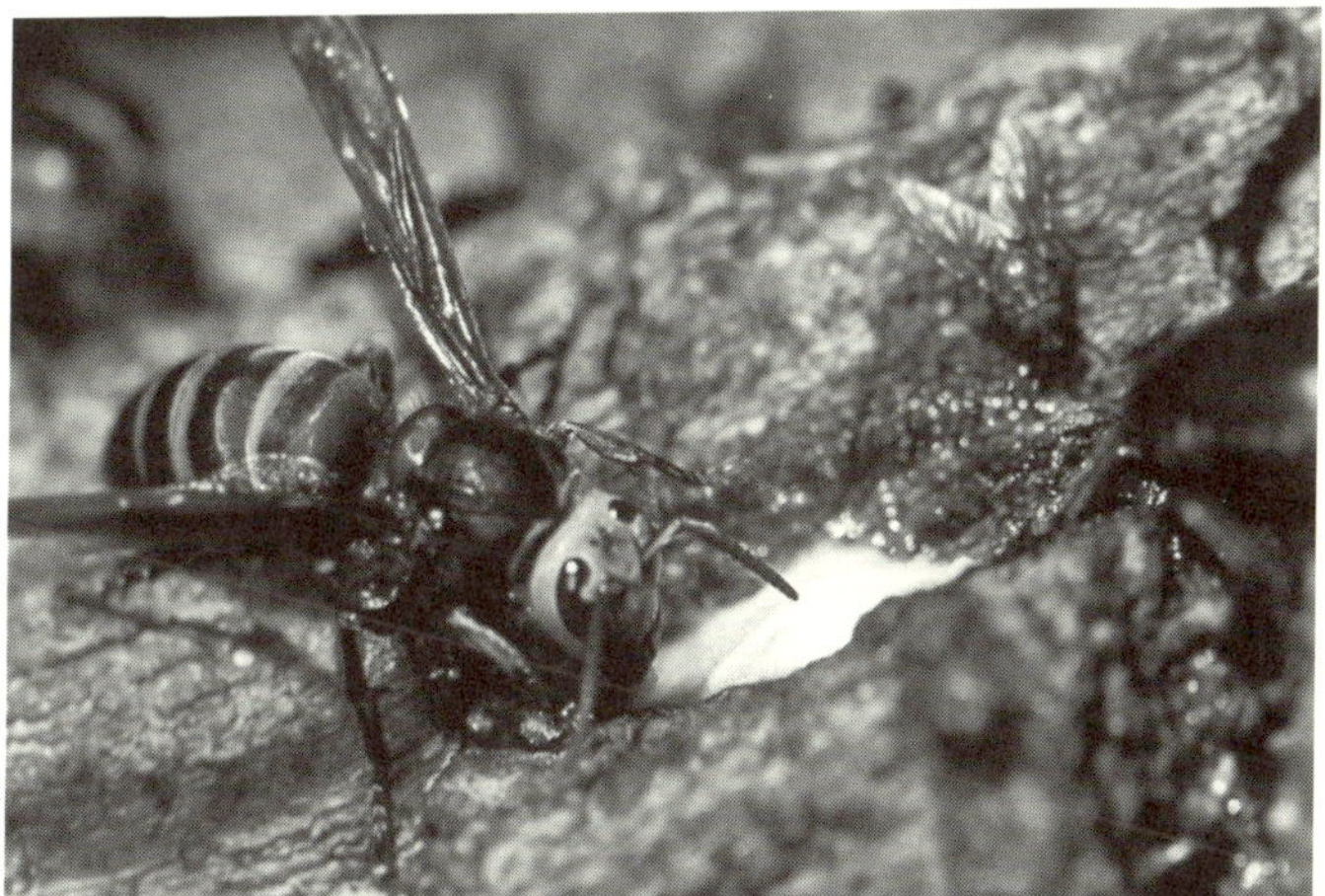

ヒメスズメバチ

はスズメバチ属のなかで最も弱い。とはいって も、庭でクモの巣を払っていただけなのに腕を刺されたという人もいる。ヤブガラシの花やクヌギの樹液によくやってくるので注意したい。特徴は、アシナガバチの巣だけを襲い、その幼虫と蛹の体液を吸い取り、巣に帰って幼虫に与えるという食性にある。

コガタスズメバチ　攻撃度3　★★★

コガタスズメバチは、大きさはキイロスズメバチとほぼ同じだが、全体にやや黒っぽい。公園や人家の庭先、垣根などの、葉の生い茂った木の枝に巣を作る。巣は比較的小さく、最大の巣でも働きバチの数は200〜300頭といわれる。巣は花瓶を逆さにした形をしている。キ

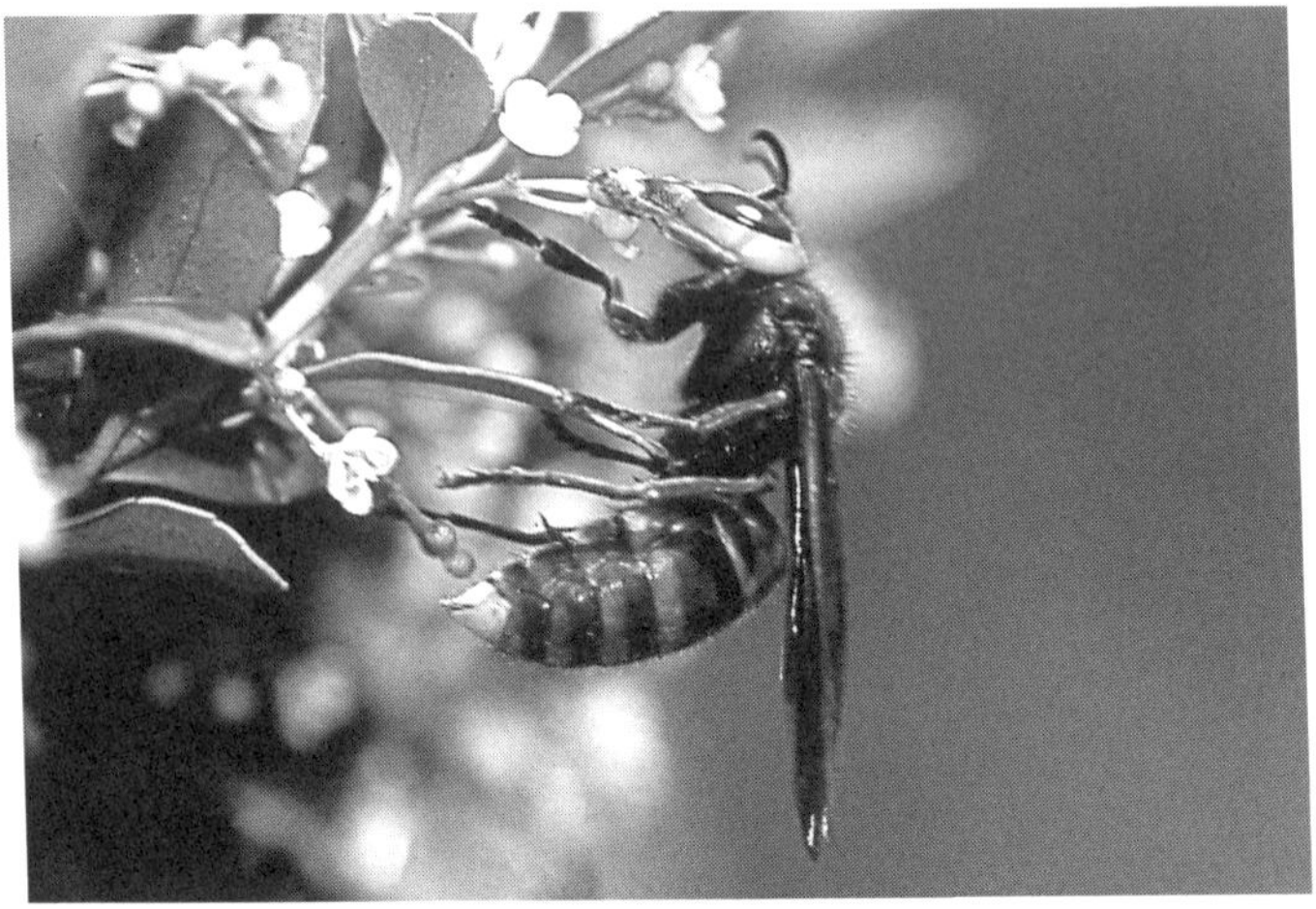

コガタスズメバチ

イロスズメバチと同じように食物のレパートリーは広く、都市生活にもうまく適応している。都市近郊に増加しており、木や生け垣の中など目立ちにくい場所に小さな巣があるため、巣に近寄ったときや庭の手入れ中に刺される危険性も高いが、攻撃性は低い。

モンスズメバチ　攻撃度4　★★★★

スズメバチの仲間で唯一、日没後の夜間も活動するのがモンスズメバチである。腹端へと徐々に黄色のラインが太くなり、美しいグラデーションをみせる。セミやトンボなどの大型の昆虫を好んで捕らえるが、狭い食性のために減少しつつあるらしい。また、巣は大木の空洞などの中に作られるが、こういった巣作りの場所が少なくなってきていることが減少に拍車をかけている。ただし巣の防衛力は強く、気づかずに近づくと危ない。

チャイロスズメバチ　攻撃度5　★★★★★

チャイロスズメバチは、体色、習性とも異色のスズメバチである。頭部と胸部は茶褐色、腹部は黒褐色で、ほかのスズメバチの黄と黒のラガーカラーとは異なる。キイロスズメバチなどの巣を襲い、女王バチを刺し殺し、巣を乗っ取る。

体表を覆う外皮は強固となっている。春、チャイロスズメバチの女王バチは、キイロスズメバチやモンスズメバチの越冬女王バチが作り始めた巣に侵入し、強力な毒針で女王バチを刺し殺す。作られている育房に自分の卵を産みつけるが、幼虫が生まれると、乗っ取られた巣の働きバチたちはこれを一生懸命育てるという。このため初期の巣では両者の働きバチが混生する社会寄生型のハチである。攻撃性が高い。

◉ツマグロスズメバチ　攻撃度不明

頭部と胸部はチャイロスズメバチに似た茶褐色だが、腹部は見事に二分割に色分けされ、胸部に近い側は黄褐色、腹端側は黒色となっている。ほかのスズメバチの色彩斑紋とは著しく異

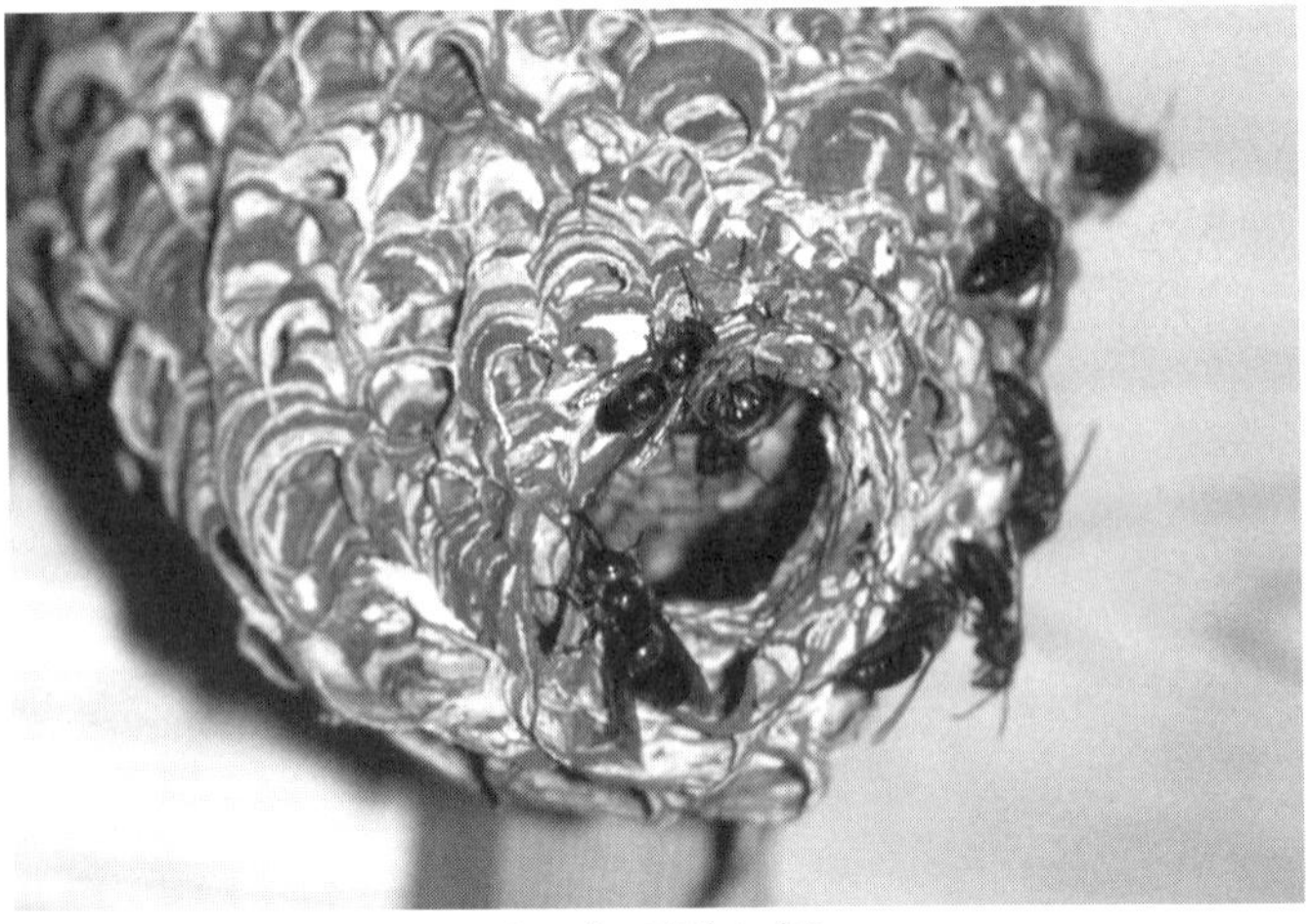

チャイロスズメバチ

なる。ツマグロスズメバチは、日本では宮古島以南にのみ分布し、東南アジア各地に別亜種がみられる南方系のハチである。

◉クロスズメバチ属

クロスズメバチ属はスズメバチ属とは別属で、国内ではクロスズメバチ、シダクロスズメバチ、キオビクロスズメバチ、ヤドリスズメバチの5種が知られている。いずれも体長10ミリほどの小型で黒っぽい種なので、野外で目立たない。ハチに目印をつけて飛ばして追い、見つけた巣を掘り出す「スガレ追い」で追うのは、地バチと呼ばれるこのクロスズメバチ類のことで、山地でよく見かける。巣は地中に作られるが「地蜂」という名のいわれも、地面から湧き出すよ

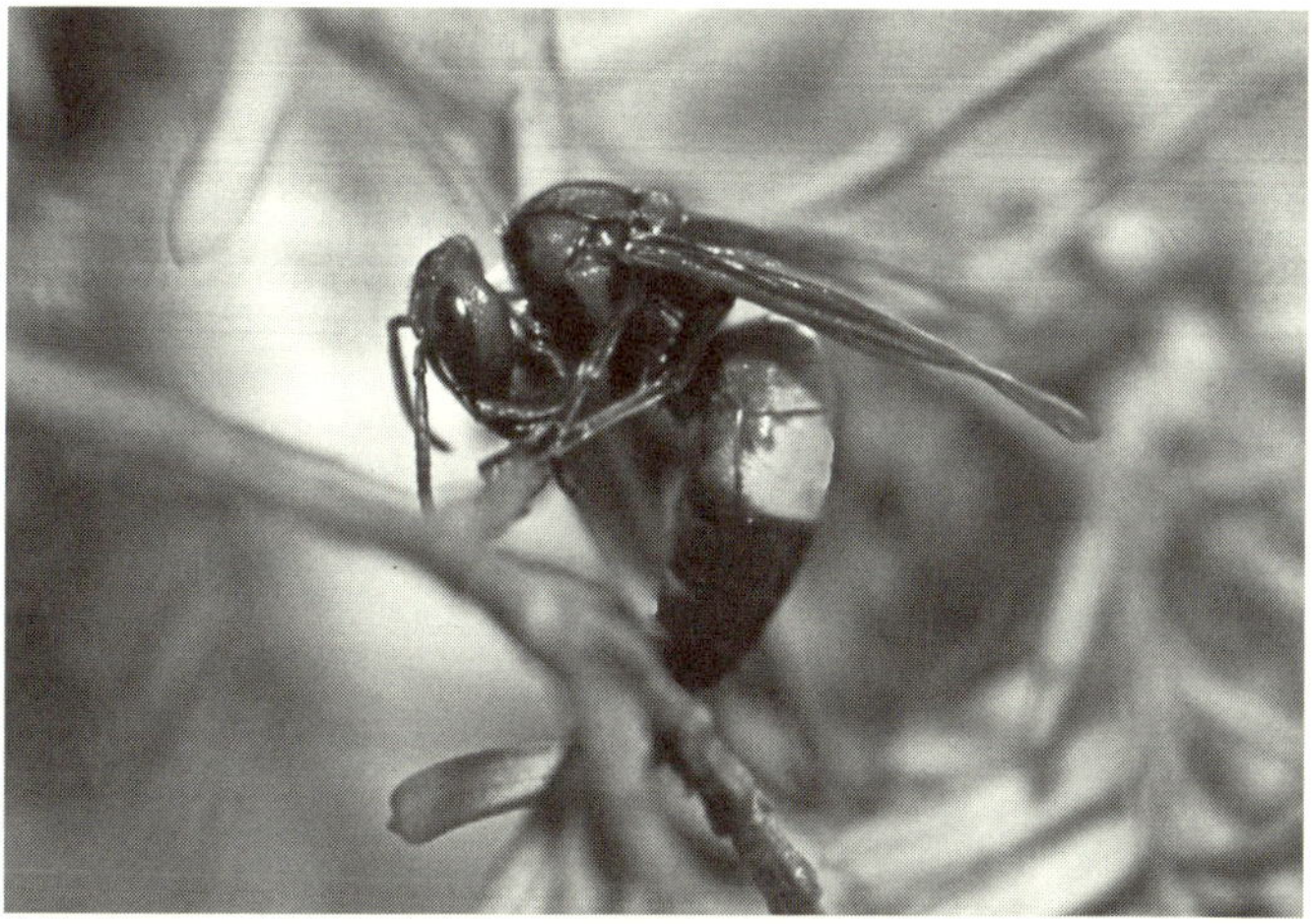

ツマグロスズメバチ

うに飛び立つ姿からつけられたのだろう。

　クロスズメバチ類の生活史は、ほかのスズメバチ類と同様、越冬後の女王バチが春先に単独で小さな巣を作り始め、夏ごろまでに働きバチの数が数十～数百頭の巣となる。夏以降は急速に働きバチの数が多くなり、数百～数千頭の活動により巣は直径20～30センチほどの大きさとなる。このために働きバチに刺される例も8月～10月に集中する。

　春先の巣は地中に掘られたネズミなどの穴や、木の根の間などの空間を利用して作られる。大きく成長した巣でも、地表からは直径数センチの巣の入り口が見えるだけで、見つけにくい。

　攻撃性はあまりないが、山歩き中に誤って地面に開けられた巣穴を踏みつけたり、巣の近く

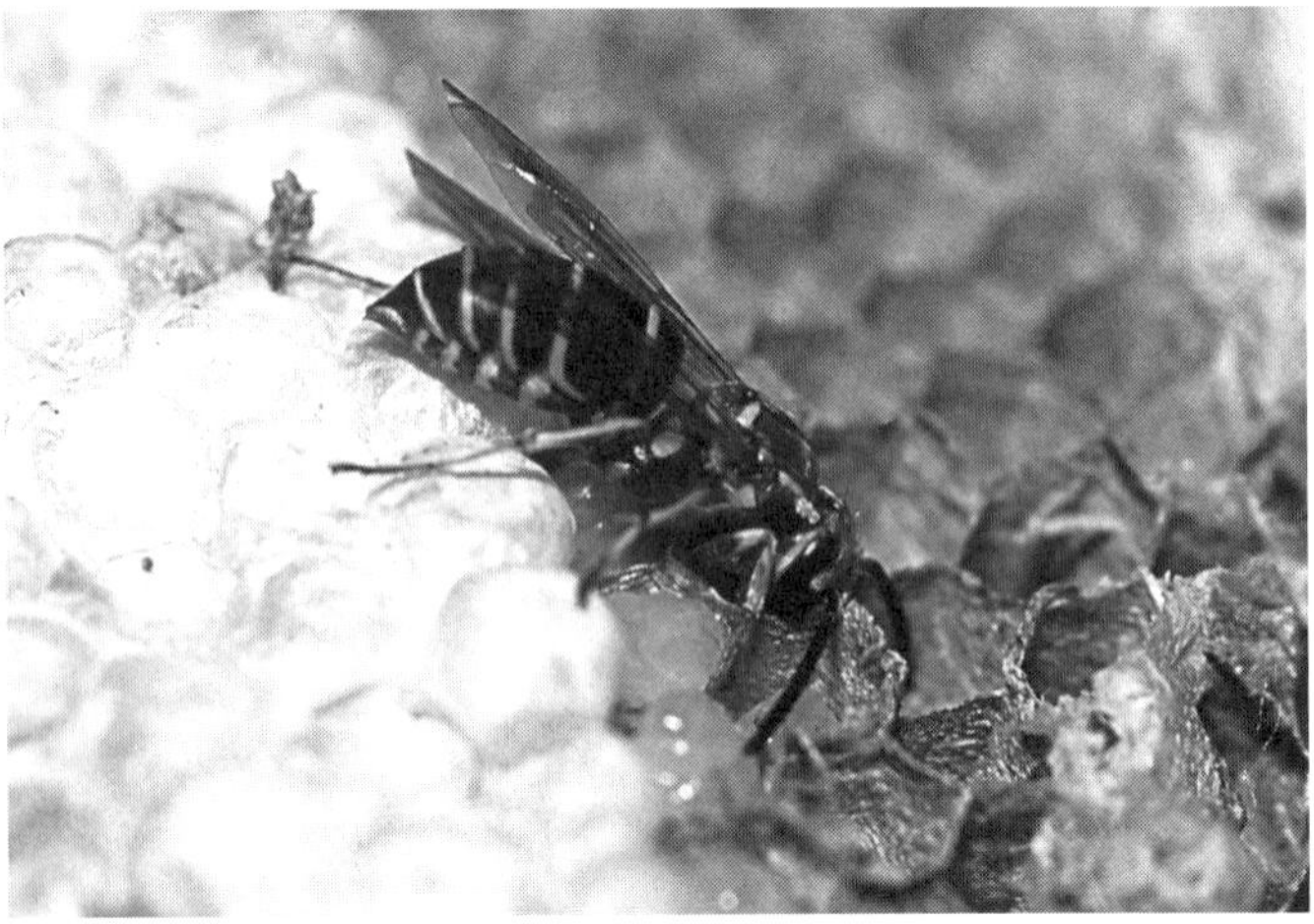

クロスズメバチ

を歩いたりすると、その振動で飛び出してきたハチに刺されることが多い。特に林業関係者は注意が必要で、カラマツやスギにもよく巣を作り、葉上に静止しているハチに気づかず接触して刺されるケースも多い。林業関係者を刺したハチの種類では最も多く、しかも複数回刺される人も多いため、ショックの危険性も高い。また、「スガレ追い（地バチ採り）」中に刺されるケースもよくある。何回か刺されてもあいかわらず地バチ採りを続ける人も多いが、全身症状やショックを経験した人は、地バチ採りをやめて頂きたい。

◉ホオナガスズメバチ属

スズメバチ亜科の1属、ホオナガスズメバチ

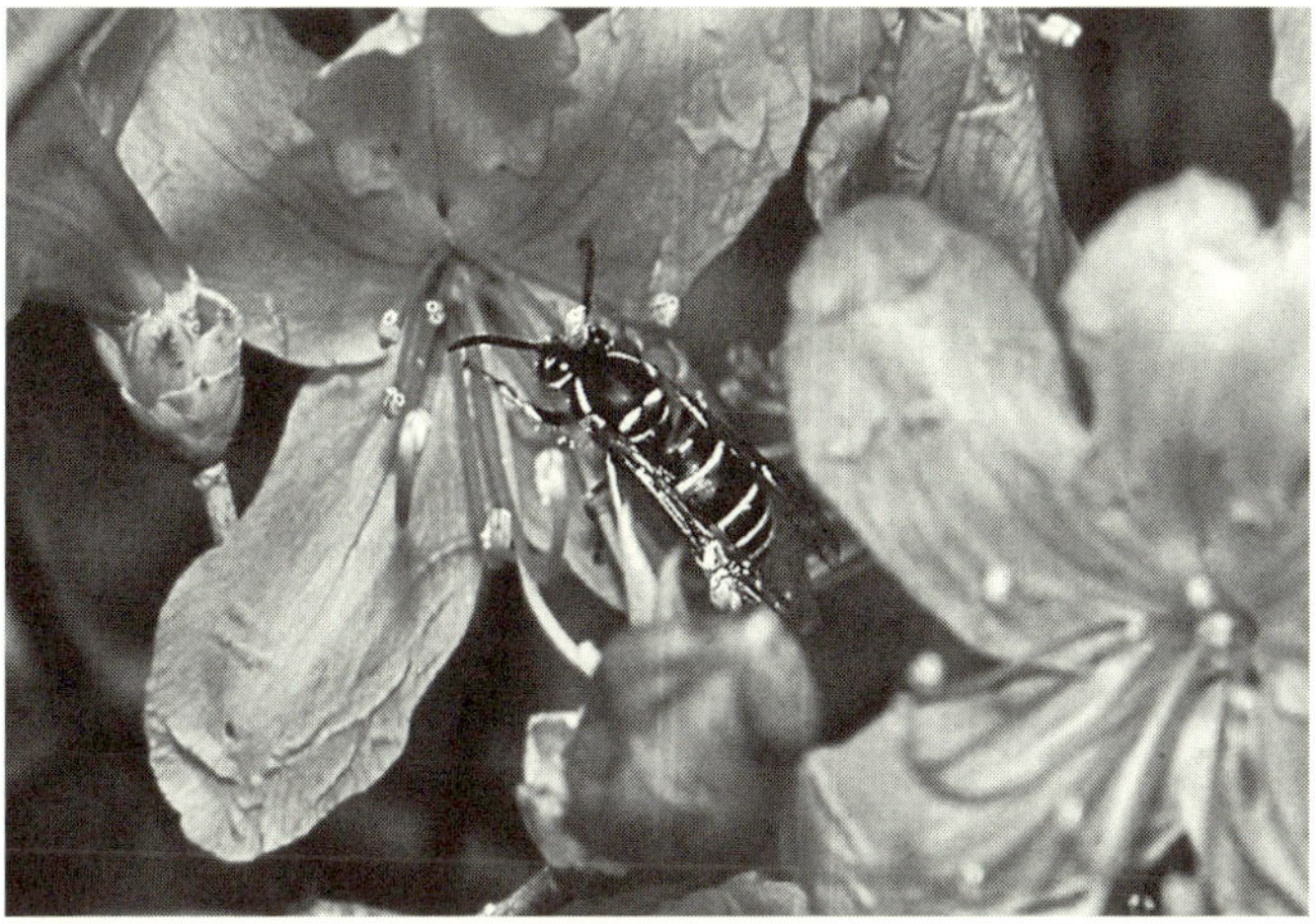

シダクロスズメバチ

属は国内にキオビホオナガスズメバチなど4種が生息している。北海道では平地にもみられるが、本州では標高の高い山地に主に生息する。クロスズメバチ属とよく似ているが、やや大型で、名のとおり頬が長い。著者はこの仲間によるハチ刺し症例はまだ診ていない。

◉アシナガバチ亜科3属11種

アシナガバチ亜科は、スズメバチ亜科と系統的に近縁で、形態も色彩も似ている。ただし腹部の形はスズメバチ類のような逆砲丸形でなく、胸部に近い前方のつけ根の部分がより細い。アシナガバチ類は、スズメバチ類と同じく巣を中心とした社会生活を営む狩りバチのグループで、日本にはアシナガバチ属7種、チビアシナガバ

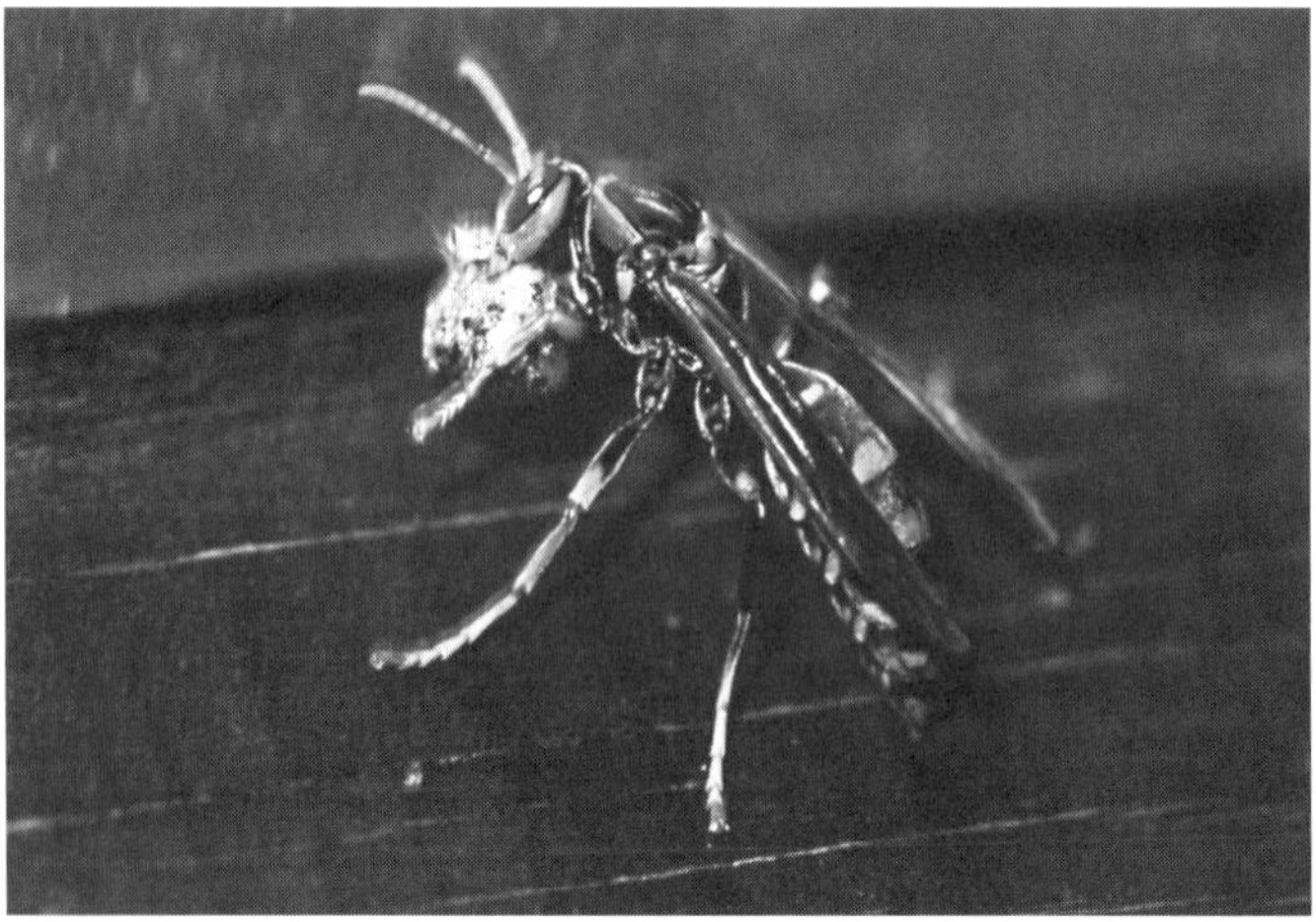

セグロアシナガバチ

チ属2種、ホソアシナガバチ属2種の計11種が生息している。いずれも飛び方と巣に特徴があり、長い後脚を下げて飛ぶので見分けがつく。

アシナガバチ属のうち、セグロアシナガバチは本州以北にみられる大型種で、フタモンアシナガバチやコアシナガバチはやや小型種である。平地に多いのはフタモンアシナガバチとキアシナガバチで、梅雨明けの7月には働きバチも多くなる。夏の終わりが近づくとアシナガバチ類の巣の個体数は最多となる。

アシナガバチ類の巣作りはスズメバチ類同様、1頭の越冬した女王バチによって始まる。アシナガバチ類は、長野県内では多くは4月はじめごろから活動を始める。種別ではフタモンアシナガバチが一番早い。そして、その生活史は9

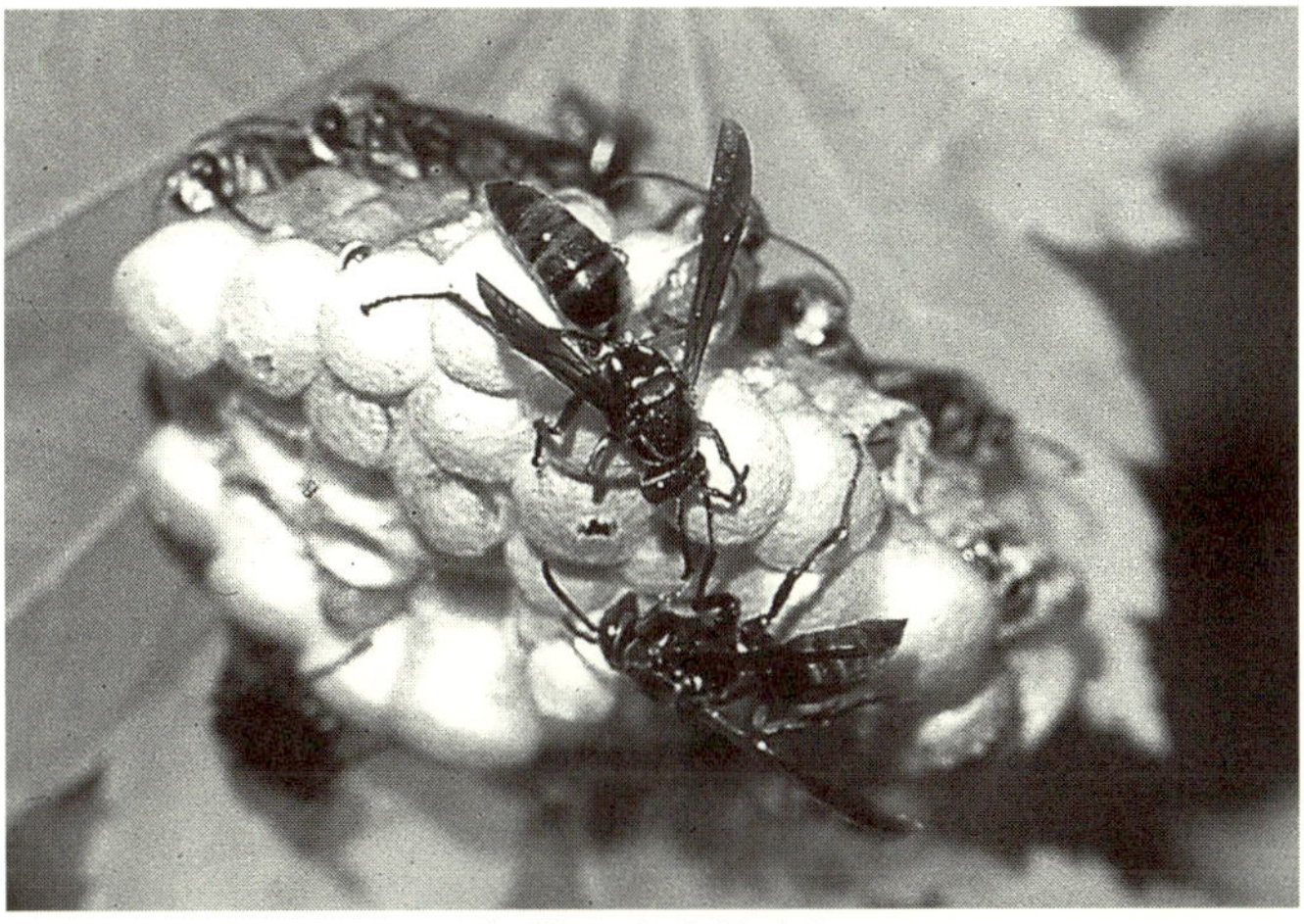

キボシアシナガバチ

月に峠を越す。

　平成2年に初めて経験した3月のハチ刺し症は、3月下旬にアシナガバチが活動を開始することもあり得ることを示している。（スズメバチ類もまた、種類により3月下旬に活動を始めることが観察されている）。

　アシナガバチ類の巣は、年間を通じていわゆる豊年型の天候に恵まれ、働きバチの労働日数が多いときに大きくなり個体数も増える。山岳写真家であり高山蝶研究家としても有名な田淵行男氏の大著、『アシナガバチ』（1990）によると、雨の多い年はアシナガバチの巣の成長も滞りがちであるという。このような年は個体数も少ないと考えてよいだろう。雨の多い夏にハチ刺し症の少ないのもうなずける。

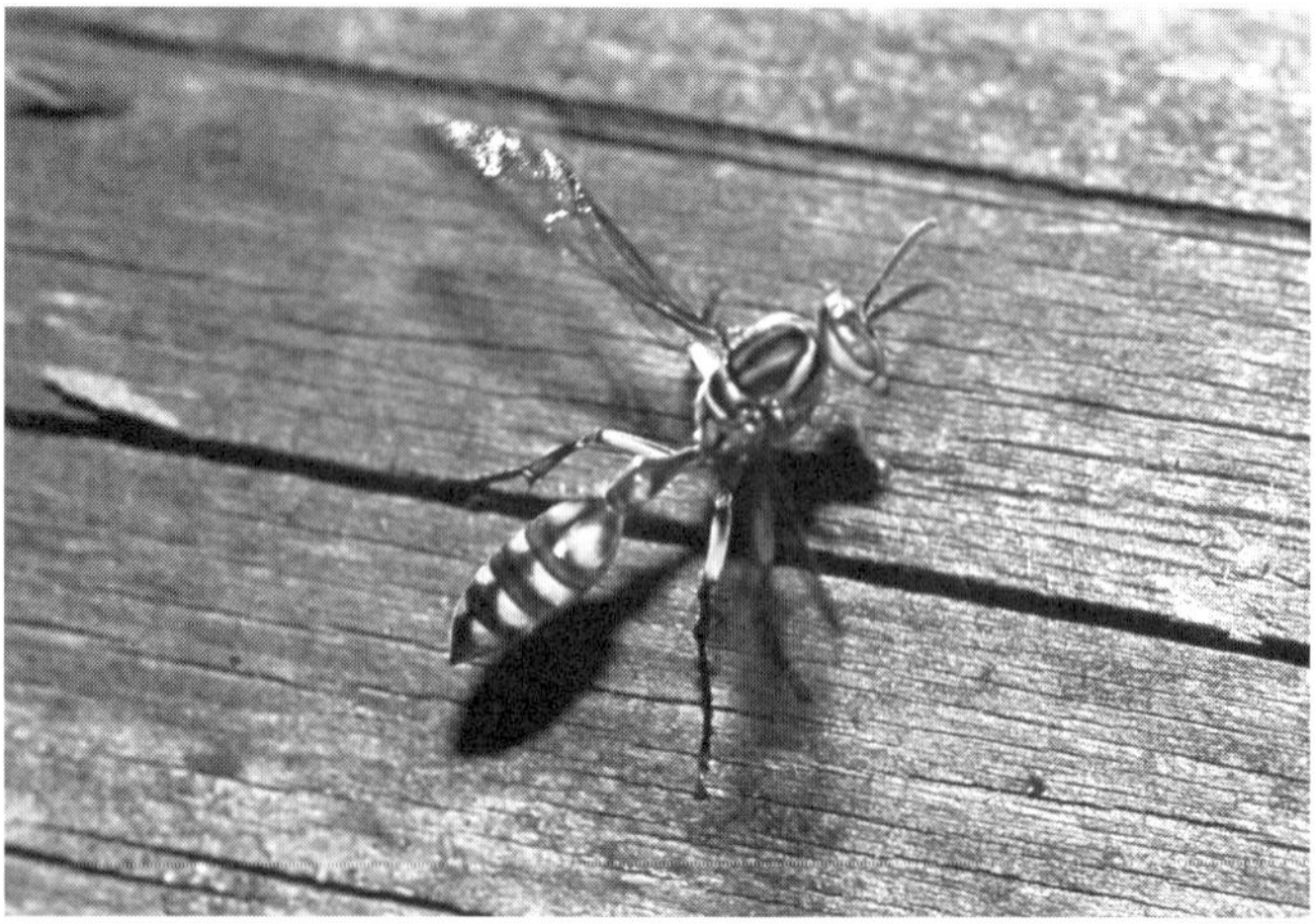

ヒメホソアシナガバチ

アシナガバチ類の越冬場所は、朽ち木の割れ目、薪木や積み藁の中、屋根瓦の下などで、人家とその周辺に多い。人家周辺で最も普通にみられるのはフタモンアシナガバチで、以下キアシナガバチ、コアシナガバチ、ムモンホソアシナガバチ、ヒメホソアシナガバチなどがよくみられ、ハチ刺し被害も多い。これらのアシナガバチ類は人家周辺や農地、河川周辺など人間の生活圏と共通する環境を生活の場とし、人と接触する機会が多い。刺すのは巣を壊されたり不意に接触されたりした場合に限られるが、着衣の中や干した洗濯物、長靴の中などに潜んでいることもあるため、注意が必要である。

次のような刺針行動例がある。

「木の花にきたアシナガバチを下からつかまえようとして網を振ったところ興奮させたらしく、頭に突進してきたが帽子に当たってそのまま飛び去った。帽子がなかったら頭に当たった瞬間に刺されていただろう（須賀丈氏の私信）」。「林道をバイクで走行中、飛んできたアシナガバチが胸元に飛び込み、あわててつぶそうとした瞬間、刺されてしまった（栗田貞多男氏の私信）」。

アシナガバチの巣は人家の軒下や庭の植え込み、石垣の間などに多くみられる。幼虫のエサとなるチョウやガの幼虫も農家近くの菜園や軒先の庭、荒地や墓地などに多く生息する。

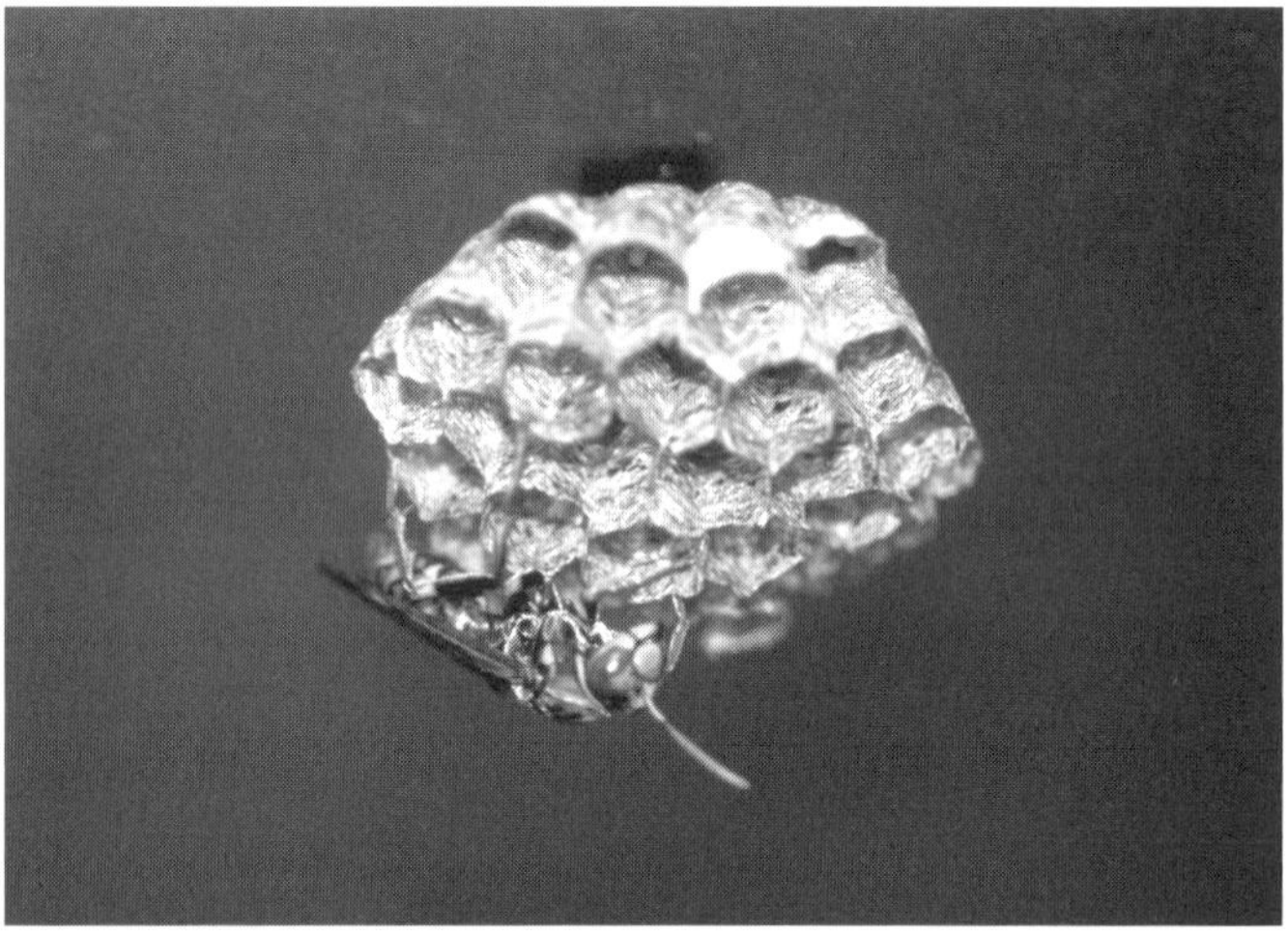

キアシナガバチの巣、成長過程1。創設女王バチのみによる巣作り。卵が産まれている(5月下旬)

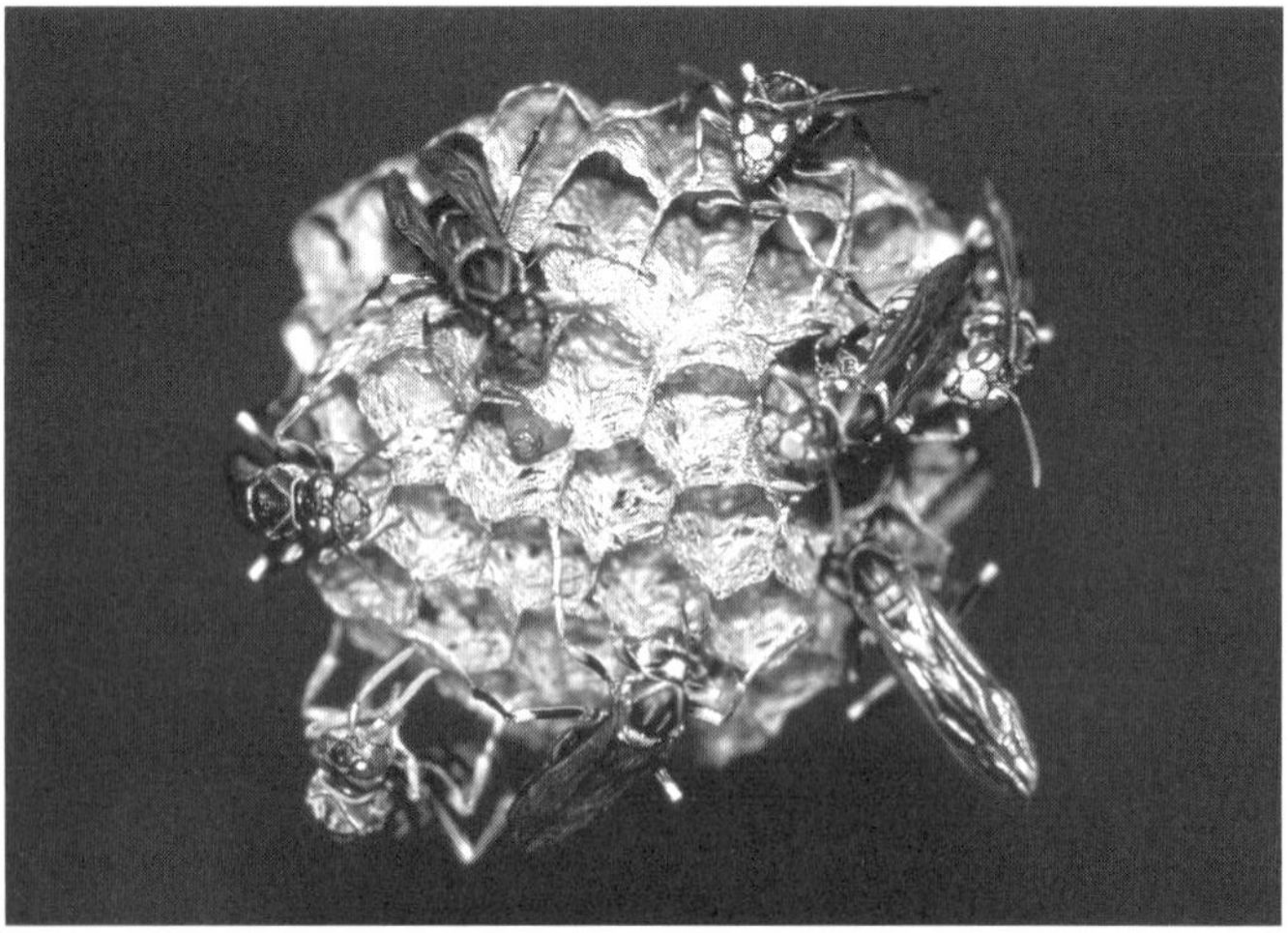

キアシナガバチの巣、成長過程2。働きバチが羽化し、巣の増設、育子などを行なう(7月中旬)

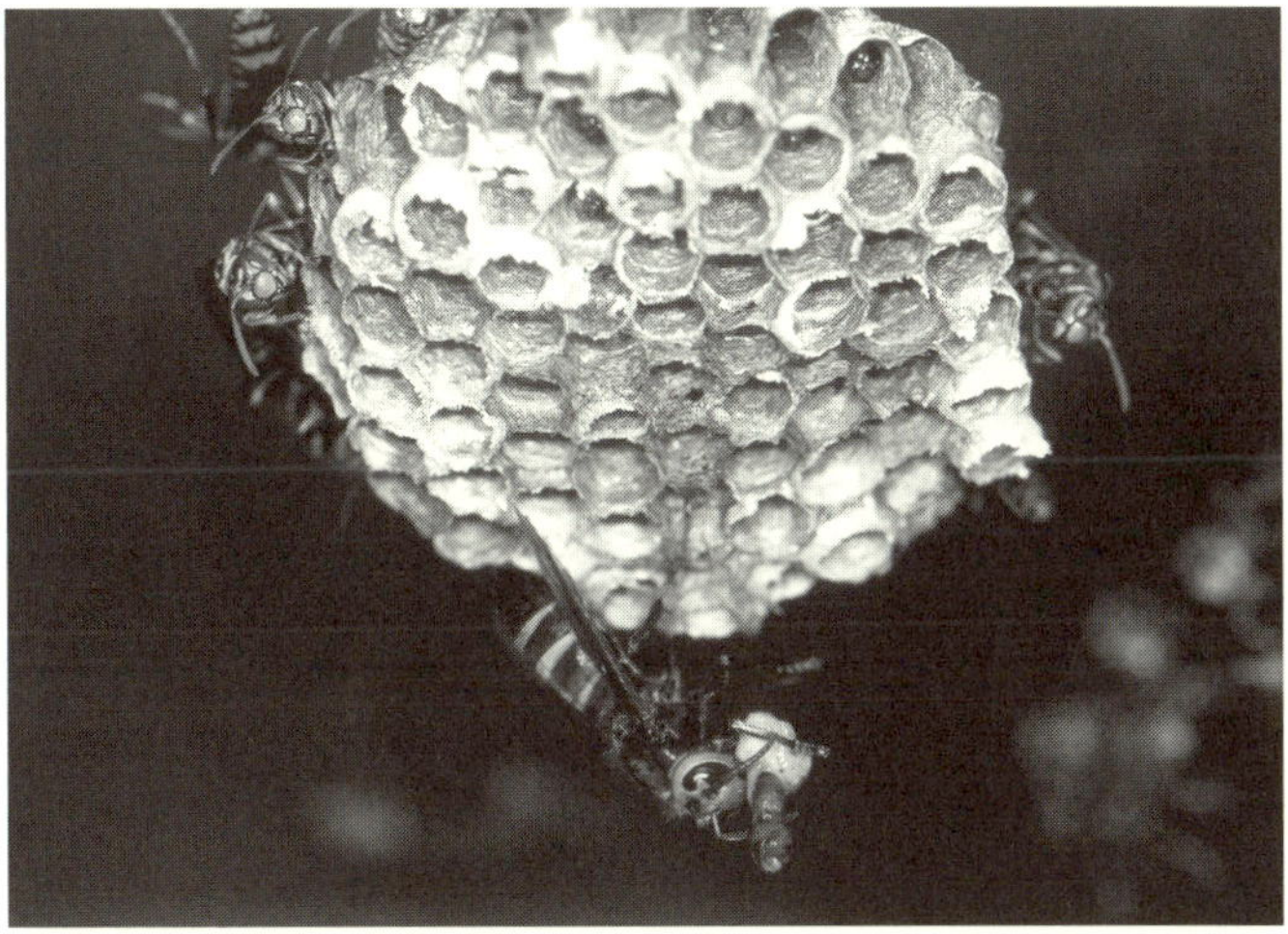

キアシナガバチの巣、成長過程3。ヒメスズメバチに襲われ、幼虫、蛹を奪われる（8月中旬）

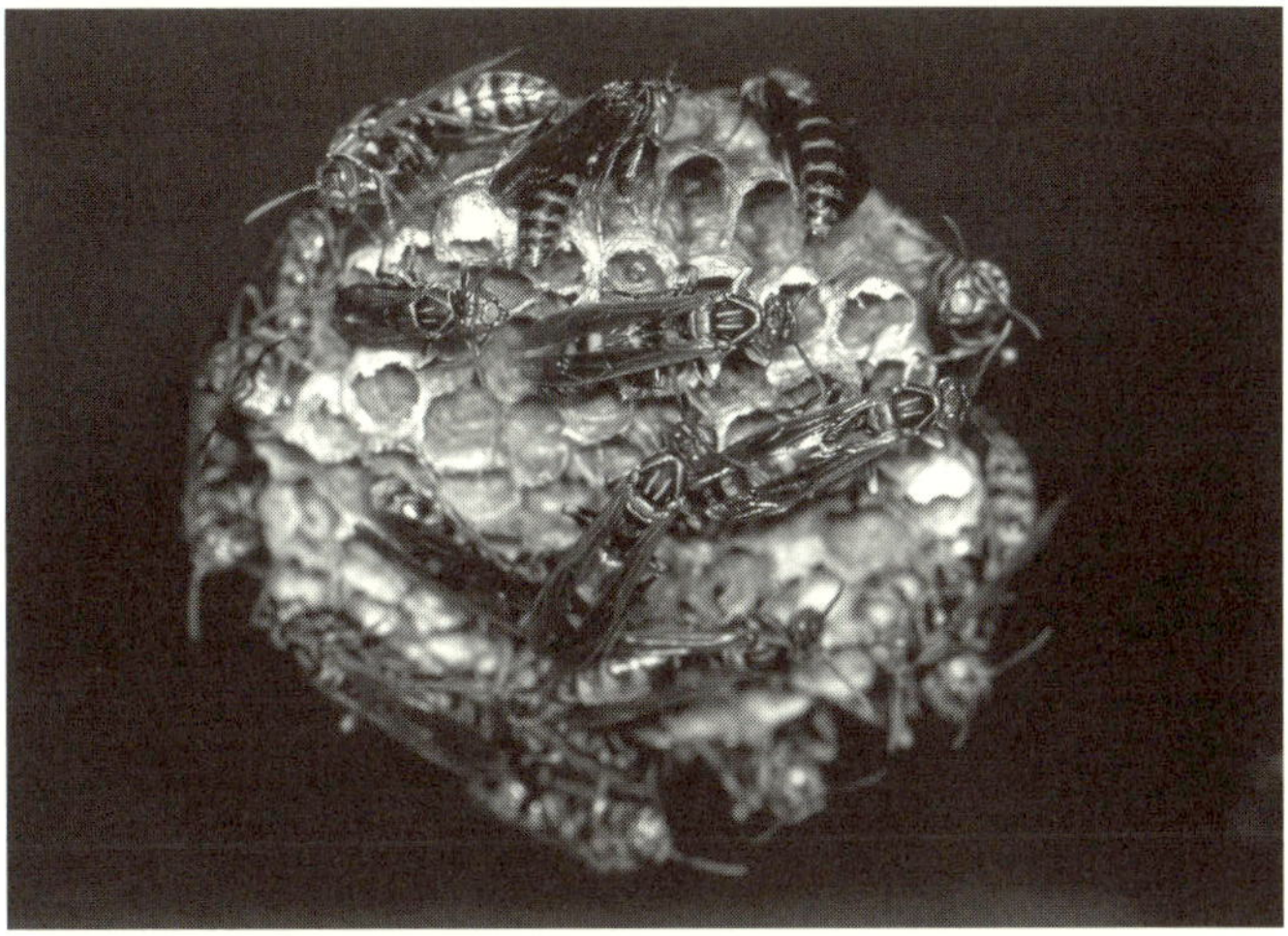

キアシナガバチの巣、成長過程4。残された親バチが巣に集まる（8月下旬）。
＊9月上旬、強風により巣は落下し、親バチは四散した

しかもアシナガバチ類の巣は、地上10センチほどの草むらから軒下まで多くの場所にあり、巣は直径2～3センチから最大でも10数センチと小さく目立たない。

こんなことから、アシナガバチに刺されるケースは人間の生活圏内でよく起きる。刺された被害の多かったフタモンアシナガバチを例に、生活史と行動パターンをもう少し探ってみよう。

春先、厳しい冬を乗り越えたフタモンアシナガバチの女王バチは、庭や草原を飛んだり枯れ草や石の上に止まったりしているが、やがて巣作りを始める。巣の材料は主に枯れ草の茎で、それを噛み砕いて唾液で練り、半透明な糊状にしたものを左右の大アゴではさんで平らに伸ばしながら、育房をひとつひとつ作り、産卵する。

巣は、次々と羽化してくる働きバチによって夏の終わりには最大となり、幼虫たちは親バチになる。ちょうどこのころ、天敵のスズメバチ類の巣も大きくなり、大量の幼虫のためにエサ採りに必死になっている。アシナガバチ類の幼虫は栄養豊富で、しかもまとまって採れるためスズメバチにとって絶好のエサとなる。

『アシナガバチ』の著者、田淵行男氏によると、ヒメスズメバチなどに襲われたアシナガバチ類は、パワーの格差がありすぎるため、戦いをあきらめて幼虫を奪われてもほとんど反撃しない。ただし、アシナガバチ類では最大のセグロアシナガバチだけは反撃を試みるという。この場合、反撃するのは働きバチで、女王バチと毒針をもたない雄バチはただ右往左往するだけだという。（文献34）

天敵スズメバチに対する戦略であろうか、アシナガバチ類は春から夏にかけて子育てを行ない、スズメバチ類の繁殖ピークである夏から秋にかけての時期には子育てをすでに終えている。春夏が活動のピークのアシナガバチと、夏秋がピークのスズメバチ、肉食同士のハチ類の季節的棲み分けであろうか。

アシナガバチもまたスズメバチと同じように、エサ採りのためには毒針を使わない。天敵であるスズメバチや人間から巣や自身を守る場合にだけ、刺すのである。

◉ミツバチ亜科1属2種

日本に生息するミツバチは、在来種（野生種）のニホンミツバチと、養蜂のため明治期にヨーロッパから移入されたセイヨウミツバチの2種である。どちらも女王バチと多数の働きバチ、少数の雄バチからなる巨大な巣を作り、社会生活を営む。

ニホンミツバチは、巣が外部からの侵入や攻撃にさらされる恐れがあったり、環境（日照条件など）が変わったりすると、あっさりと巣を放棄して新たに巣を作る習性があり、一般的には養蜂に向かない。いっぽうのセイヨウミツバチは、ヨーロッパやエジプトの長い養蜂の歴史を経てきただけに人間にも慣れていて、明治以降急速にニホンミツバチに代わり国内でも飼育されてきた。

ニホンミツバチについては日本最初の歴史書『日本書紀』皇極2年（643）の項に「是歳百済の大使余豊、蜜蜂の房四枚を以て三輪山に放ち養う」とある。この余豊は百済の政府高官であったと思われる。

両種とも攻撃性は弱く、巣に触ったり、不用意に接触したり、払いのけたりした場合にのみ刺される。ニホンミツバチの巣を採っていたとき、興奮した個体が体に上ってきて刺された例や、山道を駆け下りてくる途中、飛んできたミツバチが毛髪の中に入ってからまり、頭皮を刺された例がある。（須賀丈氏の私信）

毒性は弱いがミツバチ類の毒針には釣針のように返しがついており、刺すと相手の体内に針が残る。ミツバチの体から抜けた針には腹端にある神経組織と毒嚢がセットになって付いており、腹部から離れても単独で毒液を注入し続ける。もちろんハチそのものは死ぬこととなるが、「ハチの一刺し」とはこのことである。

ミツバチに刺される機会が多いのは当然のことながら養蜂家である。ハチ毒そのものは弱いが、複数回刺された場合にはアレルギー反応が起きることもあり、そのような場合には養蜂業にも支障をきたす。長野県内では次のような話（40代、男性）を聞いた。

M氏は以前から、セイヨウミツバチを趣味で飼っていた。巣の手入れやハチミツの採取のときに、耳や手をよく刺されたが、局部が少し腫れ周囲が痒い程度であった。

5年ほど前、庭で巣盤を手入れ中に右首筋を刺された。いつものようにハチを払い落し、そのまま仕事を続けた。

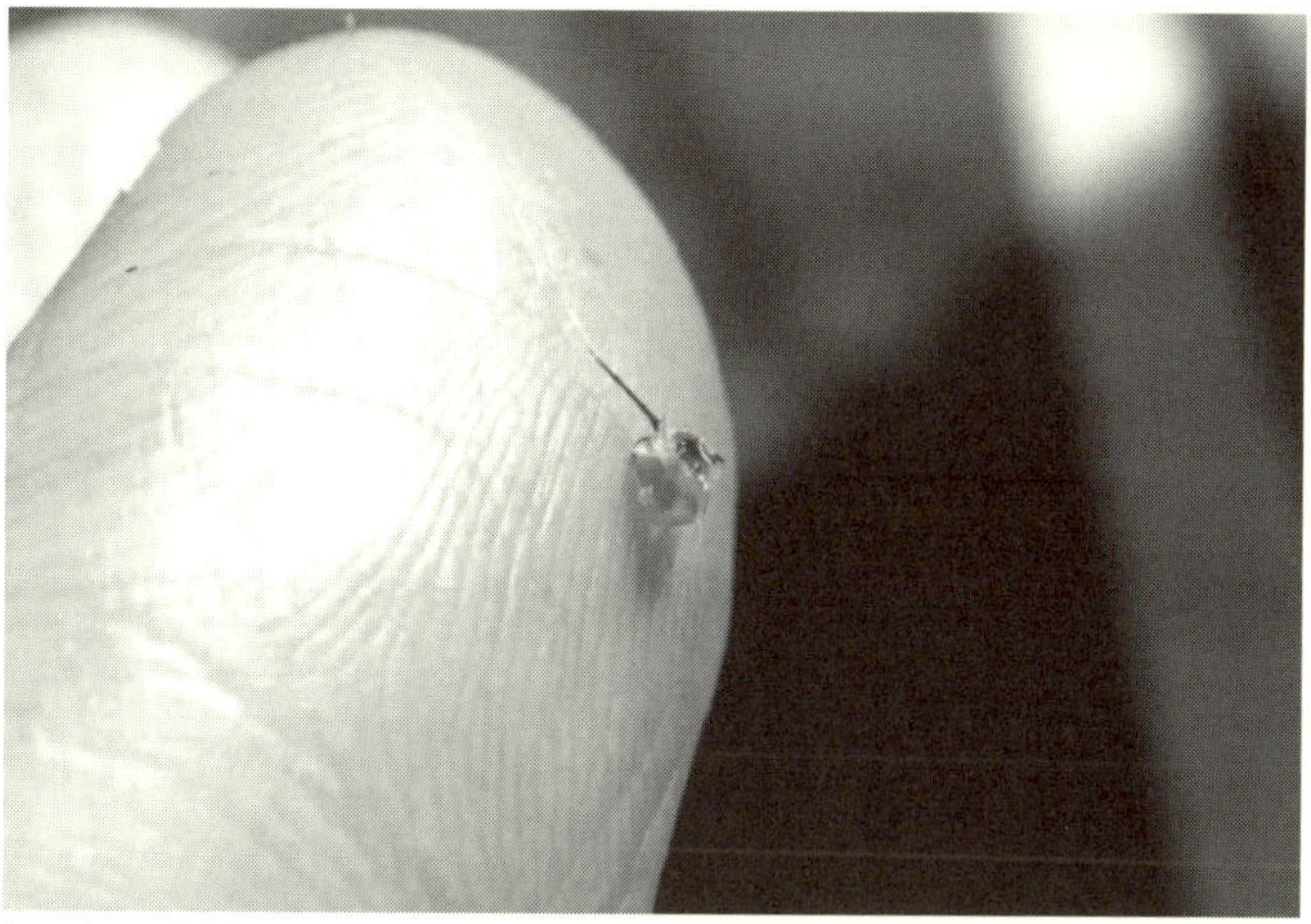

ミツバチの毒針には返しがあるので毒嚢と一緒に相手の体内に残る

1時間ほどして、なんとなく気持ちが悪くなってきた。家に入り、奥さんに「ハチに刺されて具合が悪くなった」と連絡させ、車に乗せてもらって病院へと向かった。車中で、だんだん心臓が苦しくなり鼓動が激しくなってきた。

病院に着いたあと、全身のけいれんが起こったりしたが医師の治療により3時間後に回復した。退院後1週間くらいは悪い酒を飲んだような状態で気分があまりすぐれなかった。

それ以後、ミツバチの飼育はやめたが地バチ採りは続けている。次の年、飼育する地バチ（クロスズメバチ）の巣を掘っているとき、かぶっていた網の中にハチが入り、首から上を10か所以上刺された。それでも、巣を掘りあげ持ち帰り、庭にセットした。このときはひどい症状は起こさなかったという。（栗田貞多男氏の私信）

◉戦うミツバチ

ミツバチ類は大きな巣を作り、天敵であるスズメバチ類や人、大型動物に狙われやすいことから、集団防衛本能が発達している。しかし、この防衛本能は巣を襲われた場合のみに限られ、巣から離れた場所での攻撃行動はない。体が小さいために毒量も少なく、単独では大きなスズメバチなどに対抗できないため、巣が襲われ危機に瀕した最悪の状況時のみ、集団で攻撃を行なう。

養蜂家が飼っている外来種のセイヨウミツバチは、秋ごろ、オオスズメバチに襲われることがあり、いったんオオスズメバチの行動が始まると、セイヨウミツバチたちは次々と大アゴで咬み殺されてしまう。逆にセイヨウミツバチに刺されたオオスズメバチの死骸は、数頭から十数頭といわれる。養蜂家たちはやむを得ず、巣箱の前にスズメバチ避けのケージを作ったり、捕獲機でスズメバチを捕らえたりしている。

いっぽう日本在来種のニホンミツバチは、オオスズメバチとの長い闘争の歴史から独自の防衛法をつくり出している。社会性ハチ類を研究する小野正人教授によると、

「オオスズメバチの偵察バチが巣に飛来すると、

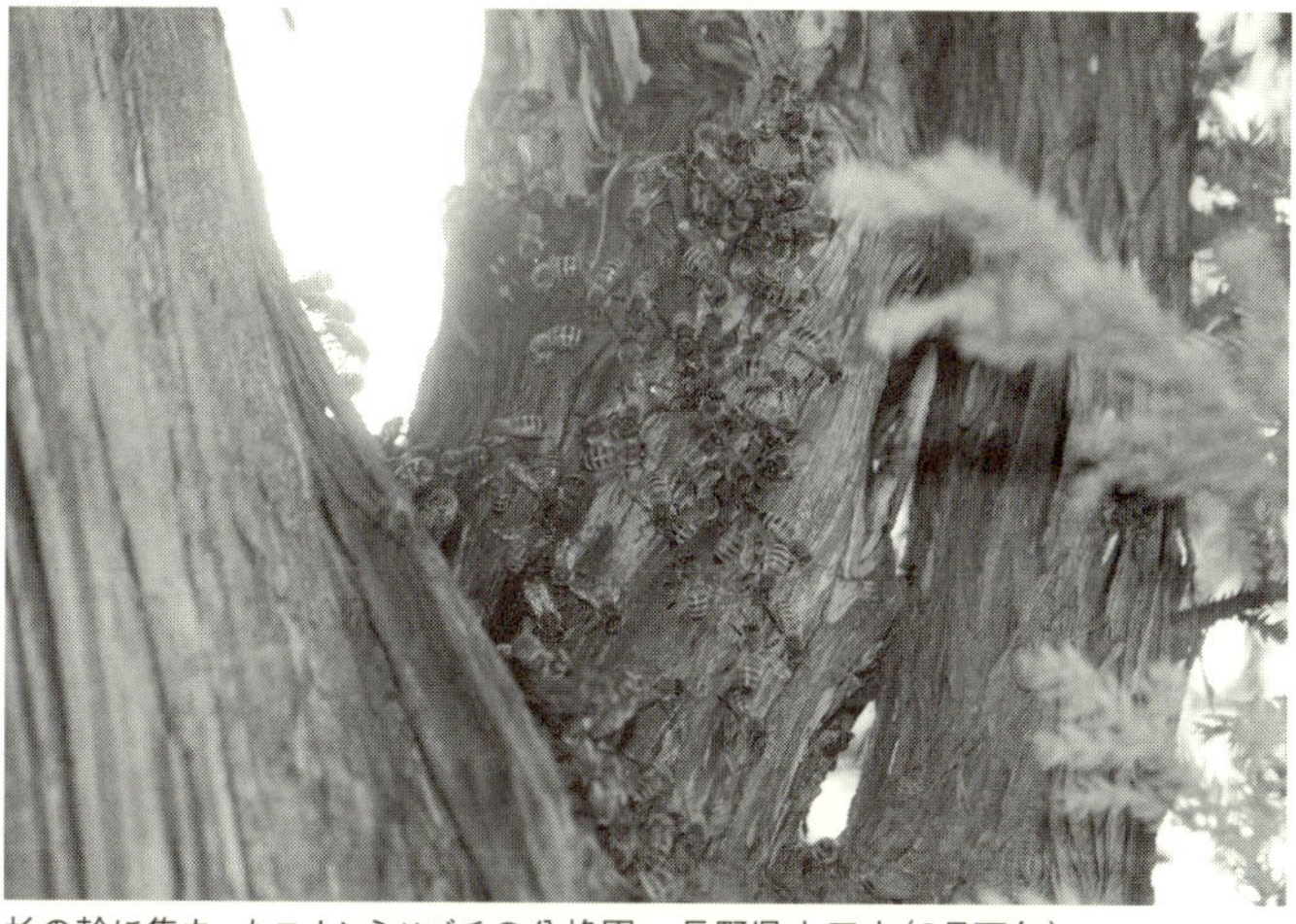
杉の幹に集まったニホンミツバチの分蜂軍。長野県上田市（8月下旬）

ニホンミツバチはけっして1匹では戦わず、翅をふるわせ警戒フェロモンを発散して、仲間たちを集める。オオスズメバチが巣の入り口近くや巣内に入るのを見計らい、数百匹が一斉に飛びかかって二重三重に覆い、ミツバチがつくる「蜂球」の中に封じ込めてしまう。ニホンミツバチたちはオオスズメバチの襲来を知ると自らの胸部温度を上げ、熱き一団となって偵察バチを覆い尽くす。その蜂球の内部温度は、オオスズメバチの上限致死温度である46度を超えている。ニホンミツバチの上限致死温度は48度、このわずか2度の温度差を利用して、か弱いニホンミツバチはオオスズメバチを熱殺することができる。」(文献13)

◉品種改良の誤算

1956年サンパウロ大学のワークウイック・ケール博士はブラジル政府の要請に応じてアフリカミツバチをブラジルに導入したが、研究所で飼育中に女王バチが群れを率いて脱走してしまった。そして従来から養蜂家に飼われたセイヨウミツバチと自然交配を重ねた結果、雑種が生まれた。この雑種ミツバチは、困ったことに極めて気の荒い特徴が遺伝的に優性であったため、性質が穏やかで、蜜を多く産出するという品種改良の目的は惨憺たる結末を迎えることになってしまった。このミツバチはやがてアマゾン川を越え1985年には中米に侵入しメキシコまで達する。アメリカ農務省も合衆国への侵入を危惧していたが、1990年にはテキサス州、2000年にはフロリダ州、2005年ネバダ、アリゾナ、ニューメキシコ、カリフォルニア、ジョージア、ニュージャージー州など、東海岸一帯に分布するに至った。このミツバチは極めて攻撃的といわれているが、ケール博士は社会活動にも熱心な人物で当時のブラジル軍事独裁政権を批判していたので、政府当局はこのミツバチを敵視した。そこに目をつけたタイム誌が、1965年にキラービー（殺人バチ）と名づけて読者の恐怖心をあおったのである。キラービーの実際の被害は、さほどのものではなかったようだ。それを証拠に、現在キラービーは話題にも上がらない。

◉マルハナバチ1属16種

マルハナバチ類は花蜜と花粉を集め、ハチミツをつくり、巣に蓄えて社会生活を営む。いわば菜食主義者である。ミツバチほど大きな巣は作らない。

おとなしいマルハナバチたちがなぜ刺すのか。護身のためと巣を守るための、やむを得ない緊急の場合のみと考えられる。マルハナバチを襲う外敵は野鳥、狩りバチやカマキリなどの捕食性昆虫などが考えられるが、そのような相手に捕らえられた場合に、致命的ダメージを与えるというよりは相手を驚かせて難を逃れるための刺針行動といえるだろう。

昆虫には、有毒なもの同士がよく似た色彩形態をもち、それを誇示して捕食者の攻撃から逃れるという生態（一般的にミューラー型擬態といわれる）があるが、マルハナバチ類には黄と黒をベースとした似た色彩斑紋をもっているものが多い。これはスズメバチ類やアシナガバチ類でも共通で、刺すハチの一族は黄と黒という警戒色を着込んで毒針の存在を誇示しているとも考えられる。

著者のハチ刺し症診療例には、オオマルハナバチ、トラマルハナバチなどと、別属であるがクマバチがみられる。一般にその毒はスズメバチ、アシナガバチ類よりも弱いといわれているが、オオマルハナバチは体が大きく毒量が多いためか、刺された場合はかなりの激痛になる。

長野県自然保護研究所でハナバチ類を研究している須賀丈博士が、知人の研究者にマルハナバチに刺された経験を問い合わせたところ、次のような回答があったという。
①野外で遺伝子実験用のマルハナバチを採集中に刺された。生きたまま捕虫網からプラスチック密閉容器に移そうとしたときに、容器から出そうになった個体をあわてて押さえ込むようなかたちになってしまい、刺された。

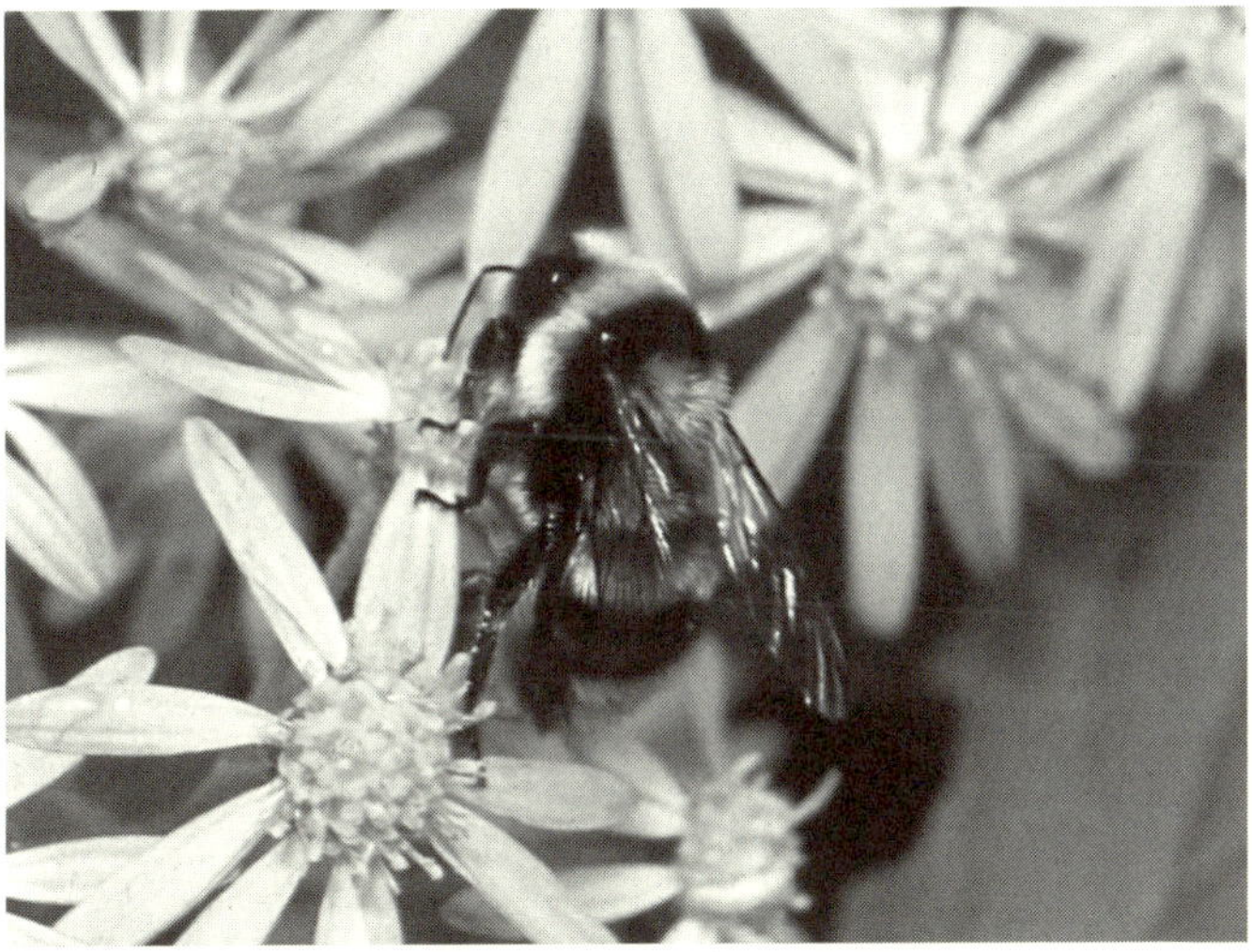

オオマルハナバチ♂

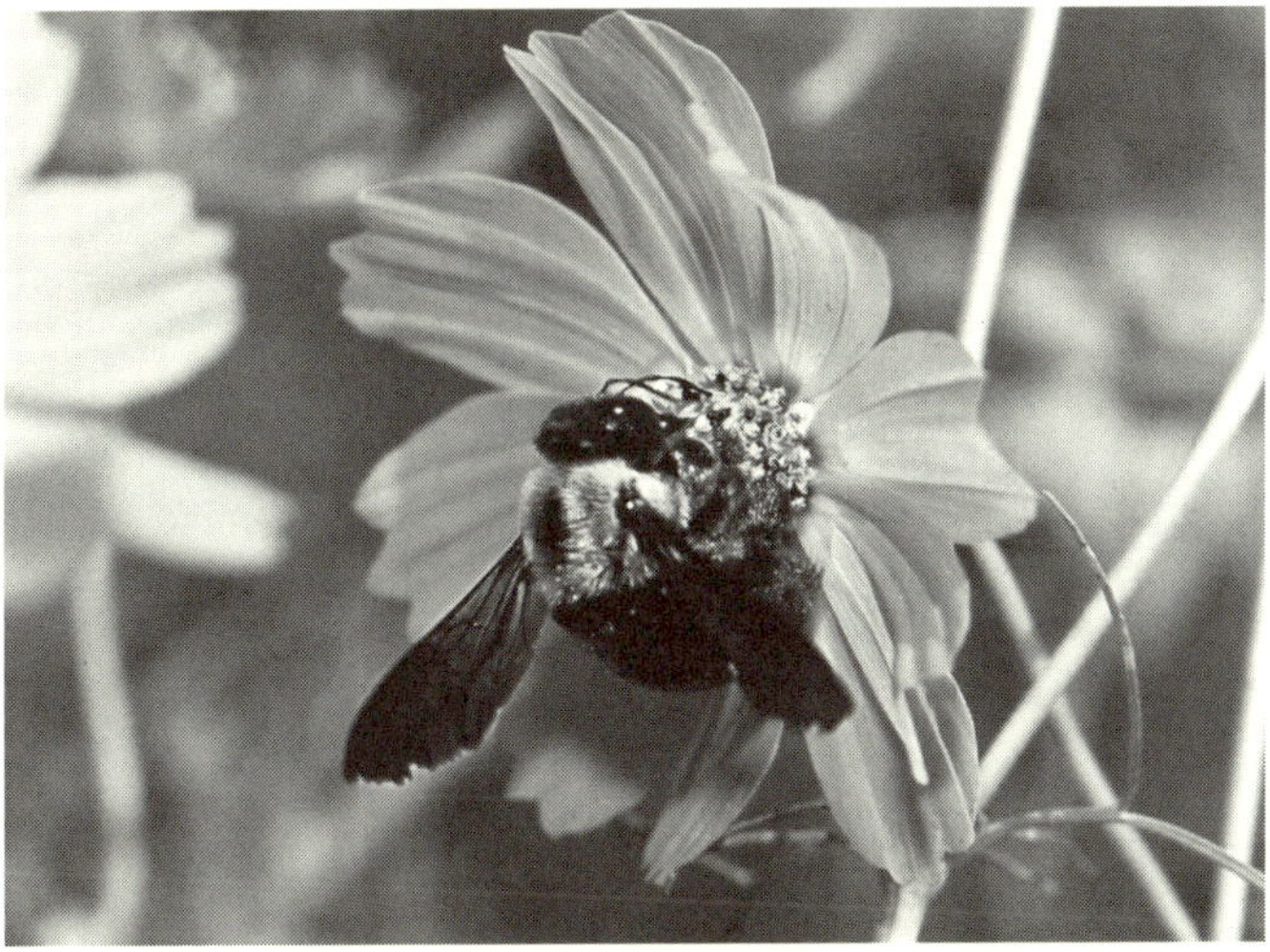

クマバチ

②1回目は庭先のツツジにきていたコマルハナバチの働きバチを捕らえようと、素手の両手で思わずパクっと囲ったら、その手のひらをチクリと刺された。かなり痛みがあった。2回目は工場で出荷前のコロニーから解析用サンプルを抜き取る作業中、ピンセットを伝って1匹の働きバチが手の甲によじ登ってきて刺された。巣をいじっていたため興奮したものと思われる。

いずれも積極的な攻撃行動ではなく、体を圧迫されるなど捕獲されたり巣を撹乱されたりしたために刺針行動を起こしたと思われる。須賀博士自身はこれまでに野外でハナバチを2000個体以上、巣を少なくとも3つ採集したが、刺された経験はミツバチに2回と小型のハナバチに1回だという。一般の人がマルハナ

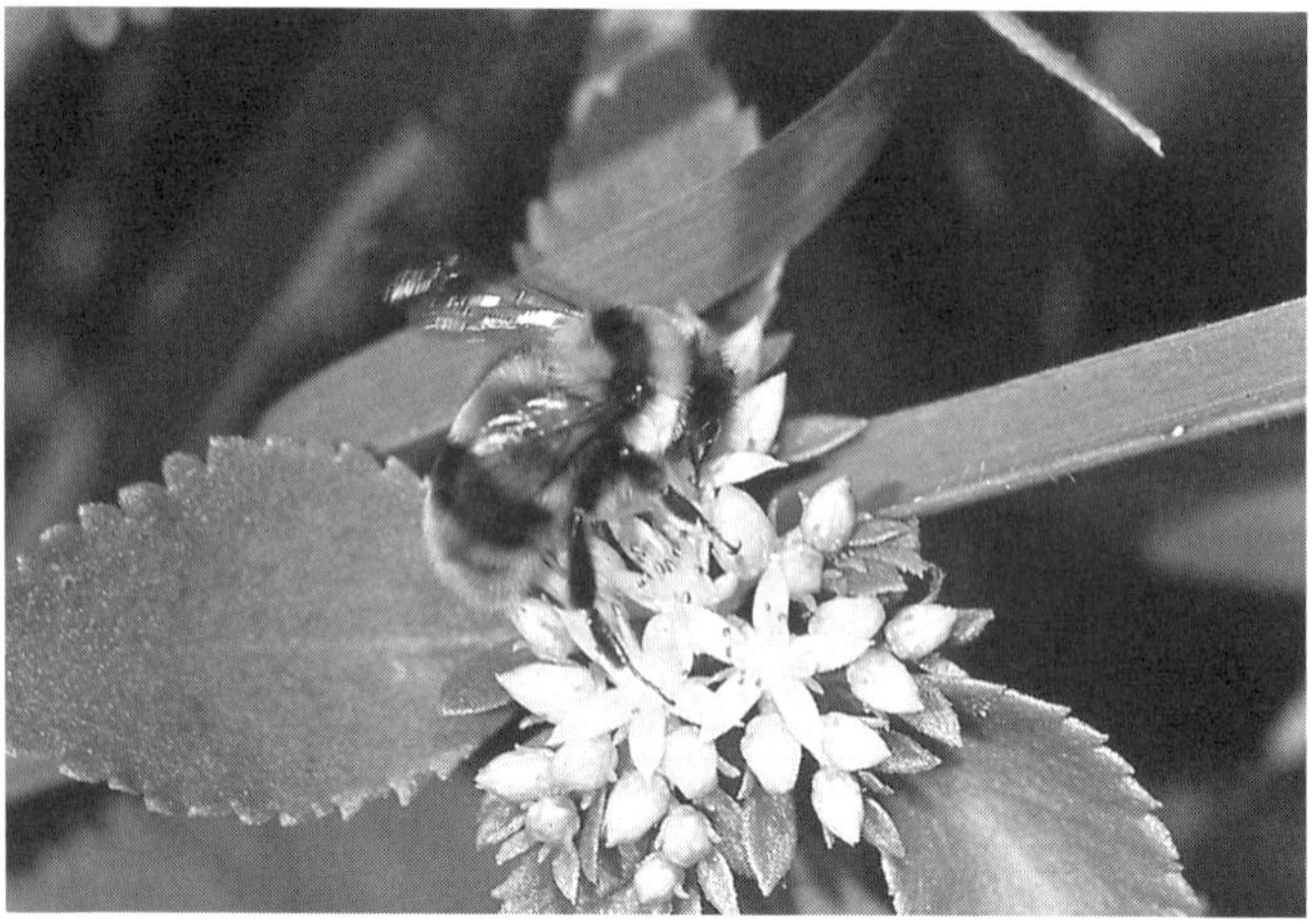

コマルハナバチ

バチやクマバチに刺されるのは、大型で羽音も大きいので、恐怖を感じて払いのけたりするためではないかと述べている。

◉その他の単独性狩りバチ

ハチが刺す大きな理由には、巣を守るためと護身のためであることが、これまでの例からもわかるが、集団生活を営まない単独性の狩りバチに刺された症例もいくつかある。

刺傷者が持参したハチのなかにはオオシロフベッコウバチ、ミカドドロバチ、ジガバチモドキなどが含まれている。これらのハチは昆虫の成虫・幼虫やクモなどを捕らえ、毒針によって獲物の体内に麻痺成分を注入し、泥を材料に作った巣や地中に掘った巣に運び込み、卵を産み

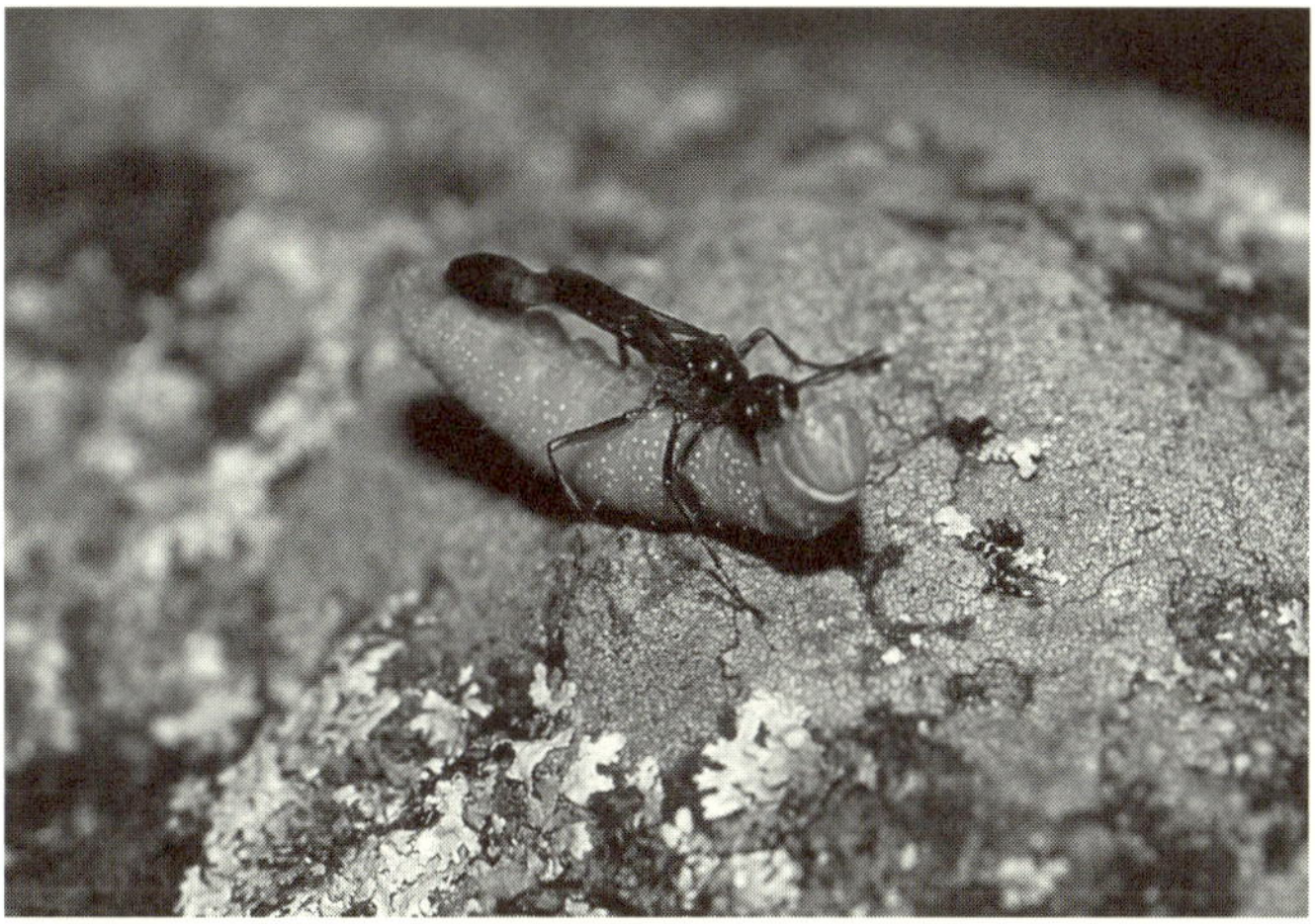

青虫を麻痺させて運ぶジガバチ

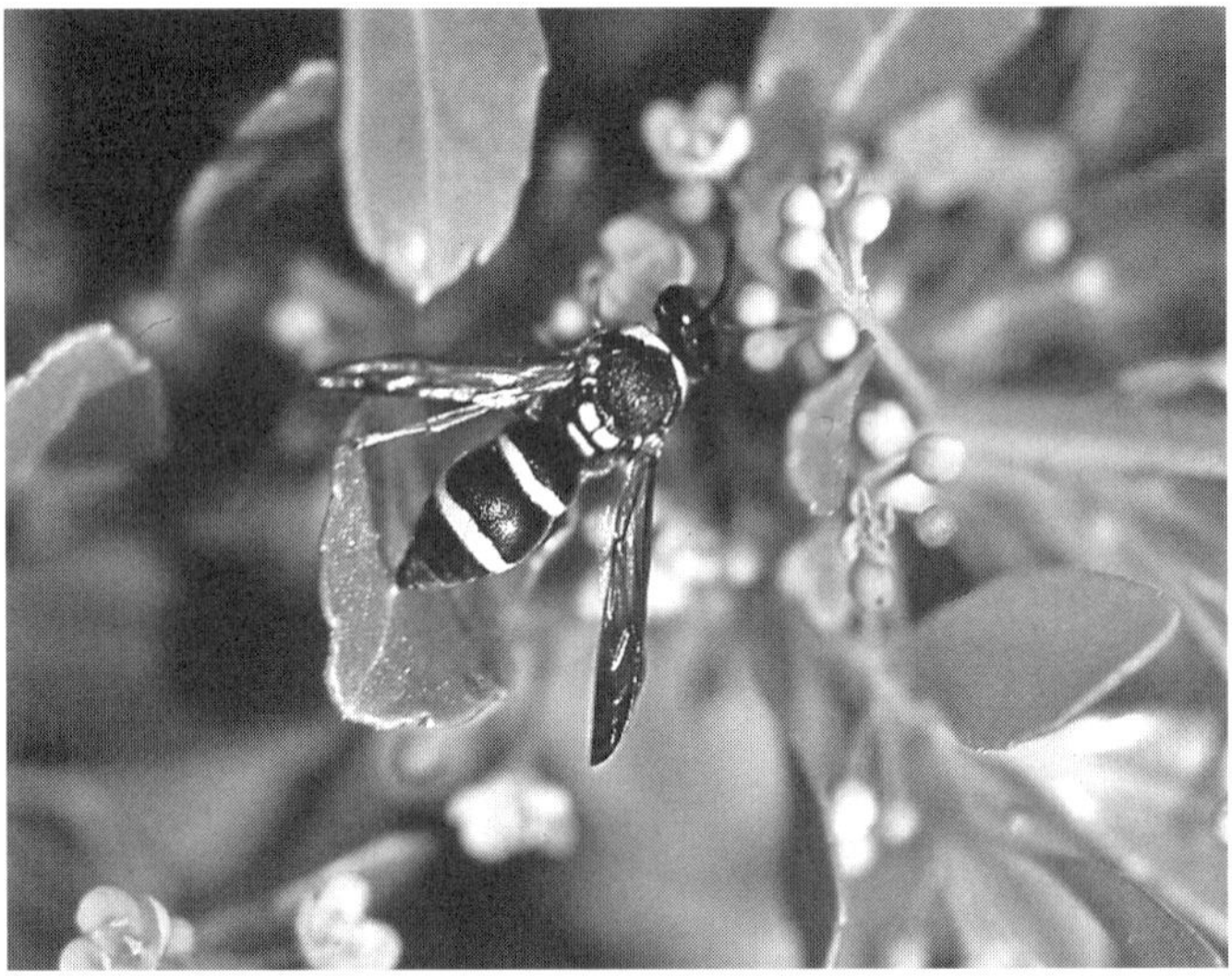

ミカドドロバチ

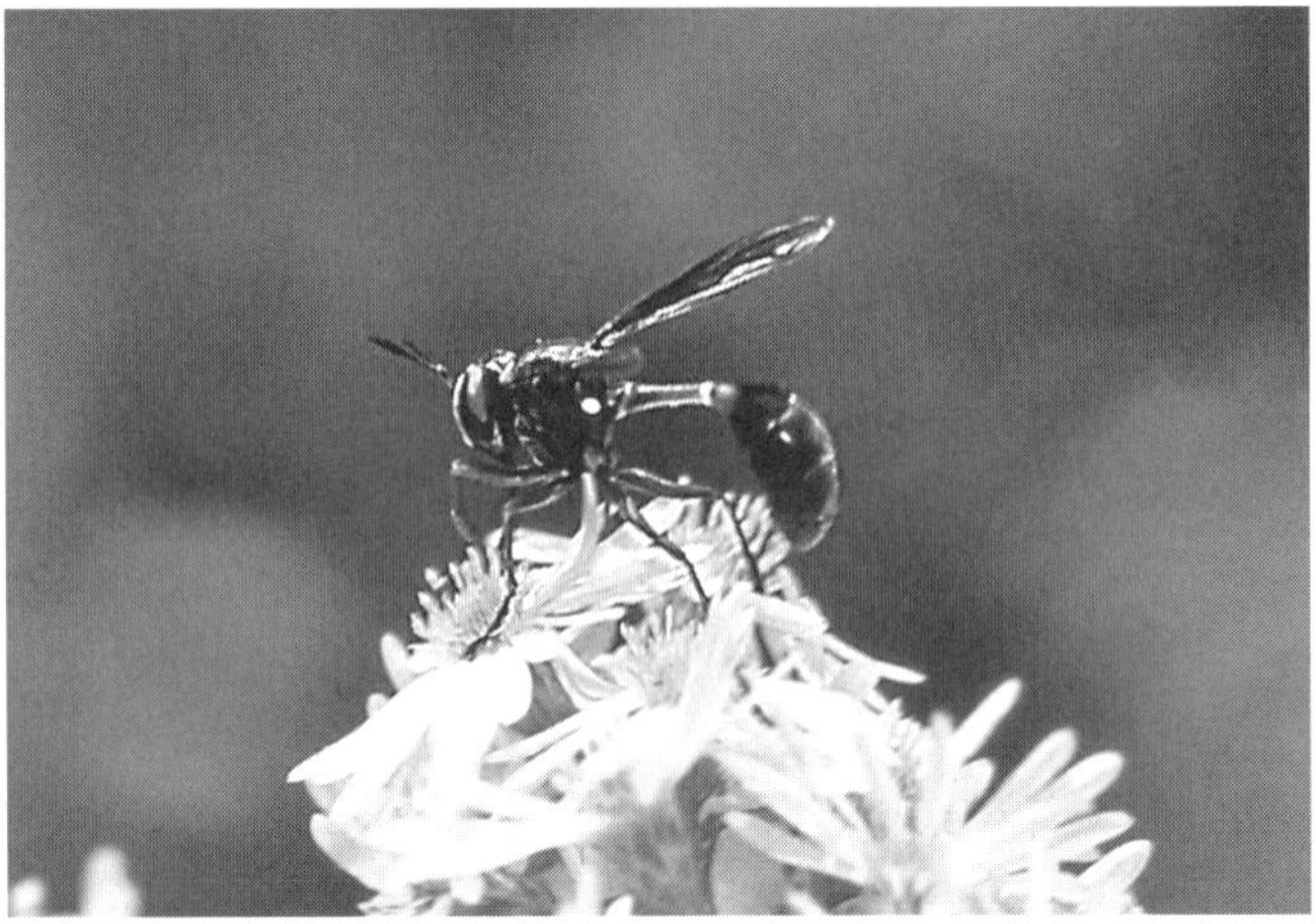

ジガバチの一種

つける。運び込まれた獲物は生きたまま身動きがとれず、ふ化したハチの幼虫が蛹になるまでの生活を支えるヘルシー・アンド・フレッシュな食料となってしまう。（97頁写真）

これらの単独性狩りバチの毒針は獲物を麻痺させるためのものであり、天敵を攻撃するためのものではない。したがって通常は人を攻撃することはなく、突発的状況で保身のために刺すものと考えられる。ただし刺された場合には、かなり痛いという報告はある。

◉刺される頻度と毒性

人を刺すハチは、社会性ハチ類とよばれるスズメバチ、アシナガバチ、ミツバチ、クマバチ、マルハナバチ類と、単独性の狩りバチの一部であることはすでに述べた。

刺される被害の多いのは、社会性ハチのなかの狩りバチであるスズメバチ、アシナガバチのグループである。ミツバチ、マルハナバチの仲間や単独性狩りバチに刺されるケースはそれほど多くない。これらのハチの刺傷頻度と毒性をおおよそ順位づけすると、

・刺傷頻度

スズメバチ＝アシナガバチ＞マルハナバチ＞ミツバチ＞単独性狩りバチ

・毒性

スズメバチ∨アシナガバチ∨単独性狩りバチ∨マルハナバチ∨ミツバチ

といった形になるだろう。また、その攻撃性と攻撃目的を図示してみよう。（図5）

刺傷頻度・毒性ともに第一位のスズメバチ類は、巨大な巣を作り、その巣を守るために侵入者に対して積極的に攻撃を仕掛ける。いわば攻撃あって防御ありの先制攻撃型で、そのうえ体は大きく頑丈で、体に合わせて毒量も多い。外敵に対する巣への防衛本能が非常に発達しており、巣の入り口や外被、巣の周辺には絶えず見張り役の警戒バチがいて監視を続けている。警戒バチは、外敵の接近や異常を察知するとすぐに飛び出して立ち向かい、威嚇、毒液噴出、毒針攻撃を行ない、警戒フェロモンを出して巣の仲間を呼び寄せる。1頭でも十分な攻撃力があるのに数十、数百のスズメバチに襲われれば、人でも熊でも大きなダメージを受け、ときには生死に関わることとなる。

なかでもオオスズメバチにはことさらに注意が必要で、クヌギなどの樹液を同じ巣の働きバチが占有しているような場合、その占有を守るために、ほかの巣のハチや人間が近づくだけで攻撃してくる。これはフェロモンによって認識し合った同巣の仲間だけで豊富なエサを

図5　ハチの攻撃性と攻撃要因

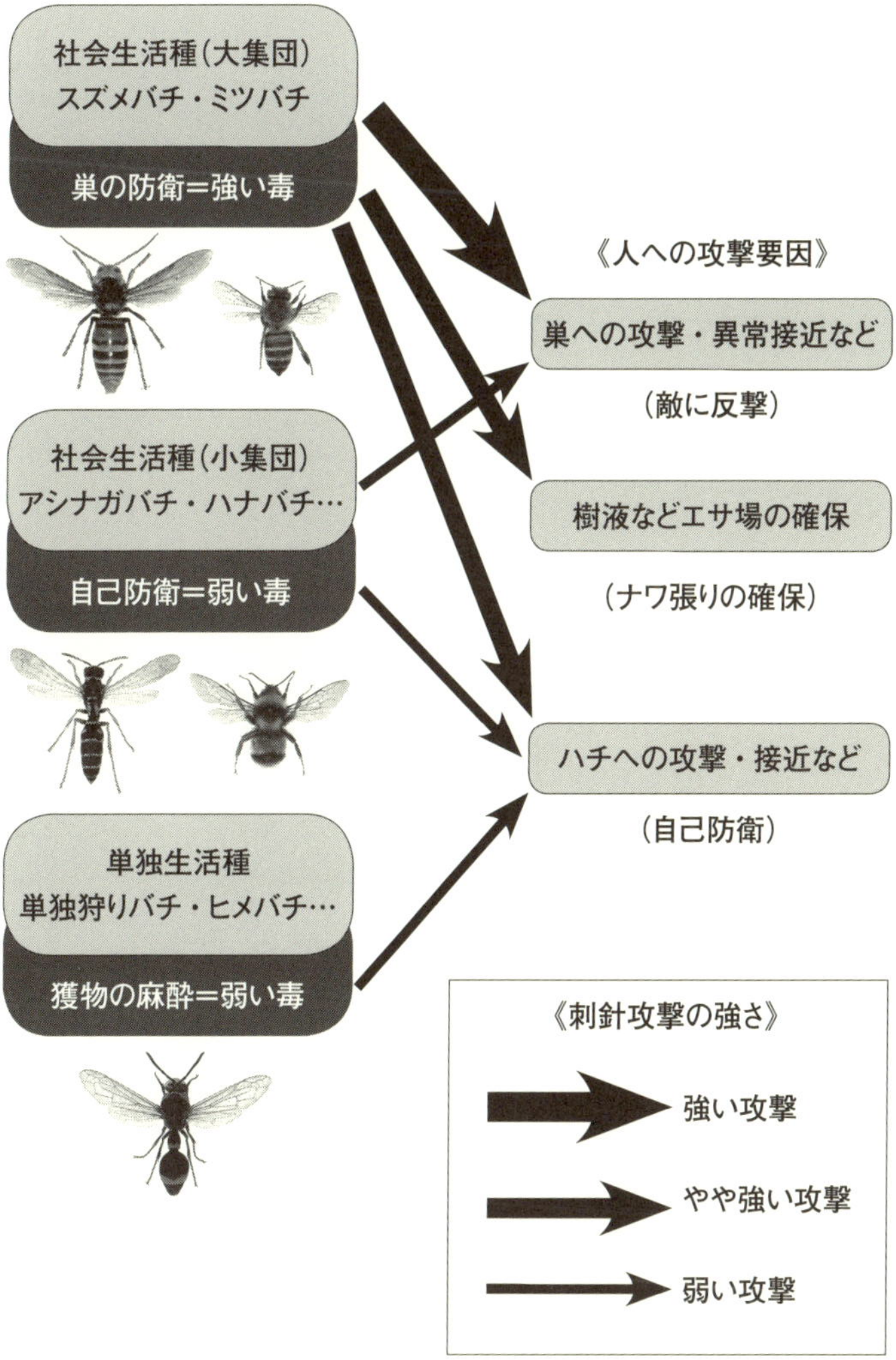

確保しているためで、エサ場もまた巣と同じ防御空間と考えるためらしい。

◉警戒から威嚇、攻撃へ

スズメバチ類の巣に近寄ると警戒バチたちが飛び立って、「カチカチ」と大アゴを鳴らしながらまわりを飛び回ることがある。これはスズメバチ特有の威嚇行動で、さらに進むと一気に襲いかかり、しっかりと相手をつかまえ、執拗に毒針を突き刺す毒針攻撃となる。

この一連の行動は、スズメバチ類に共通してみられる警戒→威嚇→攻撃の防衛攻撃パターンで、守るべき巣からの距離や巣の状態によって警戒だけに終わる場合と、威嚇、最終的な攻撃へ進行する場合とがある。

最大級の巣を作り、多数の働きバチが巣を守るキイロスズメバチの場合、この防衛攻撃パターンは特に顕著となる。巣から数メートルか数十メートルのエリアには、常に偵察バチが飛び回り、警戒を続けている。そのエリアに人や大型の動物などが侵入した場合、ただちに偵察バチは相手のまわりをまとわりつくように飛び回り、「カチカチ」という威嚇音を発する。（文献24）

さらに、相手がこの警告を無視したり気づかず接近したりすると、威嚇中のハチの警報フェロモンを察知して巣内から飛び出した多数の働きバチが一斉に飛びかかり、執拗に毒針を刺す。

巣が木の枝や軒下にある場合は、その近くに与えた振動が巣へも伝わり、攻撃とみなされて毒針攻撃となるし、地中に巣を作るオオスズメバチの場合には、近くを歩く振動が巣へと伝わり、激しい攻撃をひき起こす。このような場合には、とにかく一刻も早く巣から離れて逃げるしかないが、興奮したハチは追いかけてくる。少なくとも10メートル以上は離れなくてはならないが、ときには数十メートル離れても追いかけてきて刺されることもある。

長野市在住のA氏（60代　男性）は、次のような記録を寄せている。

「1986年8月12日のことだった。長野市の北部、田子地区の田子池西部で地滑りの兆候がみられ、地元で騒ぎになった。当時、新聞社の写真部に席をおいており、大災害になっては、と現地視察に出かけた。現場は北国街道を山道に少し入った山林や畑。りんご畑沿いの石積みが地滑りで大きく膨らみ、その奥にスズメバチの巣があった。

時間は午前11時をまわっていた。数日前から市など地元関係者が相次いで現地調査に訪れたことに怒っていたのか、自分の巣が壊れかかって気が立っていたのか、スズメバチがいきりたった飛び方をしていて、『怖いな』と思った。

いったん巣を通り越し、地滑りの様子を見て帰りかかったときだった。先にいた仲間が『痛いっ』と大声をあげ、頭を刺したスズメバチ1匹を叩き落とすのが見えた。一瞬危ないと思い、戻ろうかどうしようか迷った。以前、昆虫の採集時に1度腕を刺された経験がある。刺されたところが赤く腫れた程度だったが、2度目は命にも関わる、と聞いていたことが頭をかすめたからだ。

しかし、現場は行き止まりである。いずれは戻らざるを得ない。ならば、と思って一気に駆け抜け始めたときだ。ブーンとスズメバチの群れが襲ってくる翅音が聞こえたと思った次の瞬間、頭の上、襟元、眉毛横などに激痛が走った。黒いものを襲うという話が実感できる刺され方だった。

2~3匹は手で叩き落としたと思うが、頭を低くして走るのをハチが追ってくるのがわかった。7~8か所を刺された。あとで考えるとハチが人を襲うマンガのように、頭の上をスズメバチがブンブン飛び回る光景だったのではないか。

激痛と書いたが、正確ではない。強烈な痛みは、刺された瞬間だけで、頭皮やこめかみが寒気を伴い麻痺した感じだった。待たせてあった車で急きょ帰社した。

車中でも悪寒としびれた感覚が続いた。が、刺された箇所のわりには、痛みはそうひどくなかった。それでも蜂に刺されるのは2度目ということが気になって、念のためかかりつけの医者に飛び込んだ。刺されて30分あまり、正午前のことだった。

医師は『解毒の点滴をしておきましょう、2時間もすれば治る』と言う。ところが、点滴を始めて間もなく、胸部に数センチ大の水ぶくれ状のものが広がり始めた。蕁麻疹のようだった。

時間の経過とともに、症状は全身に広がっていく。2本目の点滴でもすぐには治まらず、症状はついに手首や足首に達した。本人はもちろんだが、同僚の連絡で駆けつけた家族も初めてのことで不安な表情である。が、奇妙なことに顔や手足には症状が出ない。

症状が治まり始めたのは、2本目の点滴が終わりかかった夕方のことだった。足首から症状が消え始めると、始まりとは逆の順序で消えていった。初めは蕁麻疹症状が残れば、数日は大変だ、と覚悟した。だが、その痕跡さえないのもまた不思議であった。

退院したのが、翌日午前7時ごろ。後遺症は精神的ショックだけだった。治療中に翌日に予定した同僚との旅行を急きょキャンセルしたのだが、後にそんな必要もなかったと思ったほどだ。いまでも、蕁麻疹があっという間に広がり、そして消えていったあの半日はいったいなんだったのだろうか、という思いにかられる。
人が接近し、ハチが怒っていた。そのうえ、1匹が同僚を刺し、警戒フェロモンをまき散らしている最中、帽子もかぶらずに、猛スピードで駆け抜けようとした。すべて刺せといわんばかりの無謀な行動をとっていたことがわかった。唯一の救いは、すぐ医者に駆け込んだことだったらしい。」

A氏の手記は刺された状況や蕁麻疹発症の模様、治療と経過が克明に記録され、刺された人でなければ書けない貴重な記録といえよう。

晩秋、里山へキノコ狩りに出かけてオオスズメバチの巣を踏みつけてしまい、必死で20～30メートルを逃げてうずくまり、顔を上げた瞬間、顔面を刺された例もある。K氏（50代、男性）の体験を紹介しよう。

約30年ほど前、高校生であったK氏と友人たちは放課後、長野市北部の裏山へキノコ狩りを兼ねて遊びに行なった。山道を外れて雑木林に入り、一列に並んでしばらく進むうちに、突然、先頭のひとりが悲鳴をあげて一目散に逃げ出した。後続の仲間も恐怖にかられ、逃げた。K氏は訳もわからないままひたすらに走ったが、もう大丈夫だと思う場所まで逃げ、振り返ったとき、追いかけてきたハチに刺された。恐ろしいことにこのハチは一瞬の後、目をめがけて一直線に向かってきたが、思わず目を閉じたため鼻を刺されて最悪の事態をまぬがれた。いまでも顔を上げた瞬間に目の前に迫るオオスズメバチの凶悪な目と大アゴ、カチカチという不気味な音が忘れられないという。

5人が同行していたが3人が刺され、K氏は鼻翼と頭部を刺されている。幸いにして3人は過去にスズメバチ類に刺された経験がなかったため、局所症状だけで一週間ほどで完治し、大事には至らなかった。

K氏はこのハチ刺され事故から一か月後、ひとりで再び現場に行った。刺した昆虫が大型のスズメバチらしいことは、ほぼわかっていた。事故後、昆虫図鑑を調べて、それがどうやら地中に巣を作るオオスズメバチらしいということもわかったが、自分で確認したかった。厚手の衣服を着込み、さらに雨具と長靴、革の防風帽、ゴーグル、スキー手袋という完全装備で現場の林内を探した。けもの道と思われる一角に小さな穴があり、煙幕を入れ恐る恐る掘り起こすと、直径50センチ近い巨大な巣盤が現れた。育房の大きさは1センチほどもあった。オオスズメバチに間違いなかった。だが幸か不幸か、すでに巣内にハチの姿はなかったという。

毒針の構造と刺し方

松浦誠教授は、著書『スズメバチはなぜ刺すか』（１９８８）のなかで、毒針の構造について、「ハチの針は一本の管でできていると一般に考えられているが、実際にはかなり複雑な構造をもっており、注射針に相当する固くて細い管状の刺針（スタイレット）のなかに、先端に鋸状の歯をもった一対の尖針（ランセット）が背中合わせに並んで納まっている。」「この尖針は、刺針の先が相手に触れた瞬間に外に飛び出し、二本の尖針が交互に『滑り溝』を滑りながら、相手の皮膚の深部へ突き進む。毒液は刺針の内部を通って、その先端から放出されるほか、尖針の表面に一面に付着しているので、傷口にもべっとりと塗りつけられる。」と記している。

いずれのハチでも毒針は腹端の内部に収まっており、刺すときだけ外に飛び出す。ミツバチやハナバチ、アシナガバチではほとんどの場合、刺すときにだけ毒針が使われるが、スズ

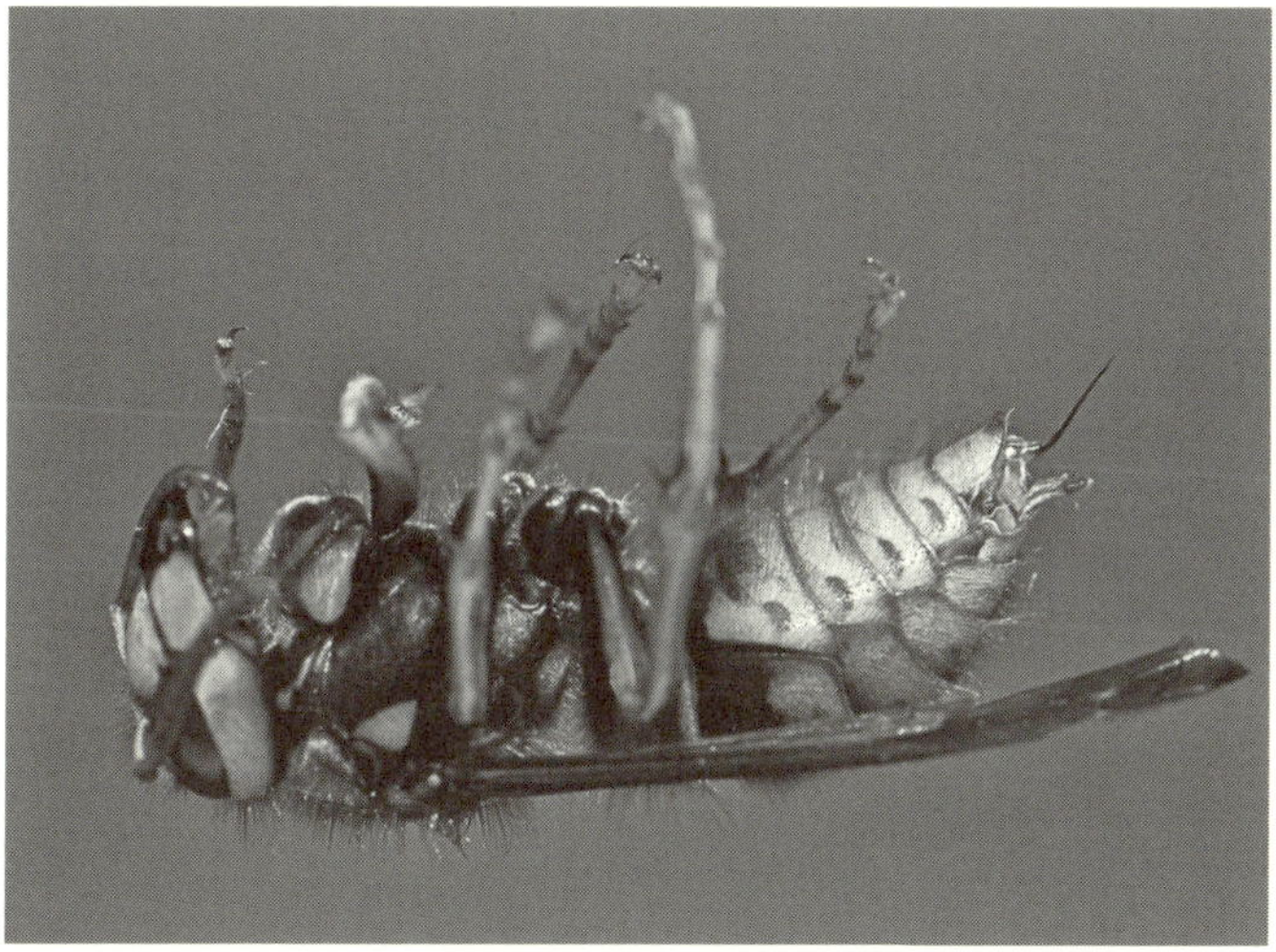

キイロスズメバチの毒針

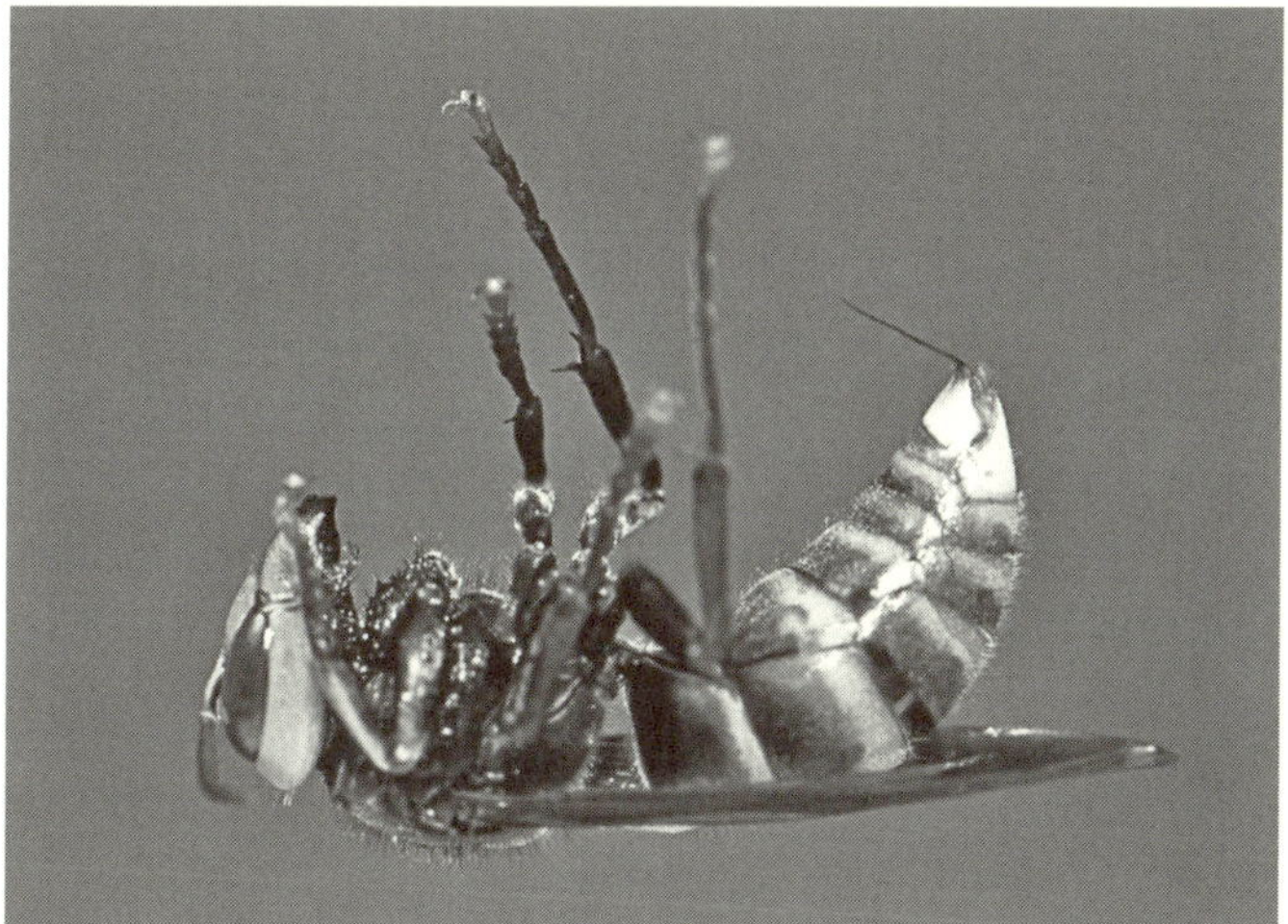

コガタスズメバチの毒針

メバチでは、脅かし、警報物質の発散、攻撃用の武器の3通りに使われる。

脅かし（威嚇）の武器としては、相手が巣に近づいたりすると腹端を曲げ、相手に見えるように毒針をちらつかせる。巣がいたずらされたりすると働きバチは巣の内外に向け毒針の先端から毒液を霧状に発散する。霧状の毒液は敵にダメージを与えるとともに、同じ巣の働きバチたちに警戒フェロモンとして伝えられ、それにより多くの働きバチが攻撃態勢に入る。

攻撃には2通りの刺し方があり、単独の場合は相手に一直線にぶつかり、接触した瞬間に毒針を刺す。巣が襲われたような場合には大アゴで咬みつき、しっかりと足を踏ん張って何度も突き刺すが、このようなときには刺傷回数も増え、毒液も皮下深くに大量に注入される。

叩き落とすなどして針のついている腹部だけが残されたときでも、腹端に残された神経組織からの指令により刺針行動は続けられ、毒液は勢いよく放出されるので注意が必要である。

毒針の長さはスズメバチ属では3〜5ミリあり、オオスズメバチでは5・5〜6ミリに達する。ミツバチの針は短いが先端には逆刺が付いており、いったん射し込まれると抜けなくなり、叩き落としても相手の皮膚内に残ったまま、毒針につながっている毒嚢の毒をすべて注入する。さらに毒針と抜けた毒嚢からは、数種の興奮物質が発散されるため、あたりにいる仲間を呼び集め集団で攻撃し、敵にダメージを与える。

毒針は前記したように鋸状の歯が両刃の両側に並ぶような形態で相手の皮膚を切り刻みながら奥へと突き進む。これによって丈夫な哺乳類の筋肉をも深く突き刺すことができるわけで、毒嚢に満たされている毒は、まわりをとり囲む筋肉の収縮により、まちがいなく相手の体内深く送り込まれる。スズメバチ類では、オオスズメバチやキイロスズメバチなど攻撃性の強い種ほど毒量も多く、したがって痛みや腫れも強い。

目を狙う危険な攻撃

顔の正面、特に目の前50センチほどの空中にホバリング静止したかと思うと、あっという間もなく眼をめがけて襲いかかり毒針を突き立てるという攻撃方法は、スズメバチ類特有のものであるが、小野正人教授は著書『スズメバチの科学』（１９９７）のなかで、こう推測している。

「スズメバチ類の巣内にびっしり詰まった幼虫や蛹は、飢えた哺乳類にとっては良質なタンパク質として極めて魅力的であり、スズメバチの巣は常に狙われていたと考えられる。すなわち、人やクマはスズメバチにとって最も恐ろしい捕食性の天敵であり、その防御戦略として統制のとれた警戒情報の伝達システムや哺乳類を打ちまかす毒成分が進化したのだろう。さらに、アジア地域に分布の中心をもつスズメバチは、その地域に住む人の特徴である黒い瞳や頭部、あるいは黒光りするクマの鼻などといった弱点を効果的に狙って毒針を突き立てる。黒くて動くものに鋭く反応する習性も強力な捕食者に対する適応なのであろう。」（文献13）

スズメバチ類の攻撃習性は、種によって、また時期によってかなり差がある。最も攻撃的なのがオオスズメバチで、巣へ数メートル近づくだけで毒針攻撃にさらされる危険がある。大型の巣を作るキイロスズメバチとモンスズメバチも、巣の防衛のための攻撃性が強く、警戒範囲も広いので十分な注意が必要である。

これらのハチが飛んできたら姿勢を低くして目を閉じ、じっと動かずにいることが一番で、ハチがいなくなったらできるだけ静かに低姿勢で来た方向に後戻りし、巣から離れることが望ましい。

第3章

生命の危機・アナフィラキシーショック

アナフィラキシーショックの実態

アナフィラキシーとは、１９０２年に提唱された概念で、全身性の急性アレルギー反応である。アナフィラキシーによる血圧の急激な低下等々をきたす重篤なものをアナフィラキシーショックと呼ぶ。

多くの全身反応と同じくショックは、以前ハチに刺されてハチ毒に対する特異的ＩｇＥ抗体をもった人が、さらに、またハチに刺された場合の抗原抗体反応として起こる。その多くは、以前に刺傷に際してなんらかの全身反応を呈していた。以下にショック数例の症状、経過について述べる。

アナフィラキシーショック反応によるショックこそ、ハチ刺しによる症状のうちで最も恐れるべきものである。著者はハチ刺し症４４８２例のうち、次のようなショック症状を経験した。またその発症は30秒~数分以内のことが多い。

したがって、一部の特異的抗体をもった人が人里離れた山中で刺されたような場合、ショックを起こして死に至ることも予想される。このような事態に対処するには、エピペンの自己注射が最善の策となる（１３３頁）。

［アナフィラキシーショックの諸症状］

全身症状　　倦怠感、脱力感、冷や汗、寒気
循環器症状　血圧低下、脈拍微弱頻数、胸苦しさ、チアノーゼ
消化器症状　失禁、下痢、嘔吐
呼吸器症状　呼吸困難、喘鳴、喉頭狭窄感、胸部絞扼感《こうやくかん》
神経症状　　しびれ感、めまい、意識障害、けいれん
皮膚症状　　蕁麻疹、掻痒感《そうようかん》

症例①　74歳・男性

平成14年7月19日　時間不明

農作業中、左手を小さな黒いハチ（アシナガバチと思われる）に刺され、およそ5分で意識朦朧となりすぐに家人とともに来所。目が見えなくなり吐き気、冷や汗を浮かべている。呼んでも返事がない。

血圧100-68 mmHg／心電図は期外性収縮を示す

対処＝プロコン、デカドロン3・3㎎3管注射　強力ネオミノハーゲンシー注射／リンゲ

ル５００㎖点滴

点滴が終わるころには症状も落ち着き、帰宅した。ＩｇＥ抗体検査はスズメバチ、アシナガバチに陽性を示す。

症例② 65歳・男性

平成18年5月19日　12時20分ごろ

農作業から昼に帰宅しようとしていたとき、セイヨウミツバチに頭を刺された。６～７分で手や尻が痒くなる。

すぐに家人に連れられて来所。10分で目が見えなくなり、尿意があり、胸苦しく呼吸が苦しい。診療所到着時、強い吐き気と胃痛に襲われた。顔がこわばり視野は狭くなった。首、胸に赤い発疹が出始める。

対処＝ボスミン、プロコン、デカドロン３・３㎎注射３管注射／リンゲル液５００㎖点滴

13時　　血圧69－20 mmHg

13時20分　血圧88－60 mmHg　脈拍61

16時55分　血圧１３６－79 mmHg　脈拍54

点滴が終わるころには症状も落ち着き、家人とともに帰宅する。IgE抗体検査は、ミツバチ、スズメバチに陽性を示す。

症例③　67歳・女性
平成18年6月23日　時間不明
ハチ（種類は不明）に刺されて、家人がすぐに連れてきた15分の間に蕁麻疹が出てきた。以前、ハチに刺されてショック状態になり、診察室に入れる余裕もなく、運ばれてきた車の中で処置したことのある患者だったため、処置を急いだ。
来院時血圧　102-43 mmHg
対処＝ボスミン、プロコン、デカドロン3・3mg3管注射、マントーレ注射／リンゲル500mℓ点滴
早めの来院で対処が迅速だったため、点滴が終わるころには落ち着いて、家人とともに帰宅した。

症例④ 66歳・男性
平成19年9月10日　13時30分ごろ
農作業中、ミツバチに右手指2か所を刺され、すぐに来所。
来所時血圧　170-110mmHg　脈拍69　心電図異常なし
対処＝ボスミン、プロコン、デカドロン注射／リンゲル500㎖点滴
13時57分　血圧144-65mmHg
14時10分　血圧156-57mmHg
14時40分　血圧138-64mmHg
15時50分　血圧127-72mmHg
17時50分　血圧145-87mmHg　脈拍58
IgE抗体検査は、スズメバチ、アシナガバチに陽性を示す。
以前アナフィラキシーショックを起こした患者だったので心配したが、処置が早かったので大事には至らなかった。家人とともに帰宅する。

症例⑤ 66歳・女性

平成22年9月21日　朝9時半ごろ
自宅庭先の生け垣のそばで、小さなハチ（種類は不明）に胸を刺された。5分くらいで全身が痒くなり、家人が車に乗せて来所。トイレに入ったものの、立つこともできぬまま目が見えなくなった。
来所時血圧81－61 mmHg／心電図異常なし
対処＝プロコン注射、デカドロン、ボスミン注射／リンゲル500㎖＋テルモ糖注射350㎖＋強力ネオミノファーゲンシー点滴
11時30分　140－82 mmHg
点滴が終わるころには症状も落ち着き、家人とともに帰宅する。

症例⑥　68歳・男性
平成23年8月14日　養蜂家（リンゴ栽培農家）
リンゴ農園での仕事は春先から収穫の秋まで休みなく働く。ハチたちもまたその時期に繁殖をする。
初夏のさわやかな季節に一斉に咲く花々の蜜を求めるミツバチの巣箱を農園に置いて、リ

ンゴとハチミツの収穫をしている男性は、年に2回ほど刺されてやってくる。この日の朝、養蜂箱を触って右親指を刺され、すぐに家人に連れられて来所。

5分で体が熱くなり痒みが出る。目の前が真っ白になる。

対処＝デカドロン3・3㎎注射／強力ミノファーゲンシー、リンゲル液500㎖点滴

8時20分　血圧80-45 mmHg　脈拍108

8時25分　血圧102-59 mmHg　脈拍101

9時15分　血圧111-69 mmHg　脈拍95

11時00分　血圧126-74 mmHg　脈拍101

症状も落ち着いて、家人とともに帰宅する。

IgE検査ではミツバチに強い陽性を示す。刺される頻度が高いことが影響するが、10分以内に治療を開始できたため、大事に至らずに済んだ。

症例⑦　39歳男性（花農家）

平成29年7月11日　11時10分ごろ

通年の花栽培農家で、農業用ビニールハウスを利用している。この日は出入り口にアシナ

ガバチが巣を作っていたことに気がつかぬまま作業。入り口付近に近づいたとき、ハチの音が大きく響いてきたため、思わず振り払ったとたん右手親指を刺された。
以前刺されたことがあったので、すぐ家人に電話し、手首を止血しながら来所。消防団員で救急救命の資格をもっている。呼びかけると弱く返事をしたが、ショック状態となり意識がなくなる。指だったからよかったが、首だったら危なかった。作業にあたっては、首にタオルを巻くよう指導。
11時20分来所時血圧94－32　脈拍50／心電図異常なし
対処＝デカドロン3・3㎎2管注射、ボスミン0・3㎎注射／ポタコール500㎖点滴
11時30分　血圧114－43 mmHg　脈拍60
11時35分　血圧108－55 mmHg　脈拍44
11時48分　血圧106－48 mmHg　脈拍60
12時30分　血圧120－60 mmHg　脈拍54
13時00分　血圧105－55 mmHg　脈拍51
次第に症状が消え、15時ごろまで休んで家人とともに帰宅する。

症例⑧　71歳・女性養蜂家（リンゴ栽培農家）

平成30年9月10日　17時ごろ

リンゴの栽培と、リンゴの花の蜜を求めるセイヨウミツバチの飼育をし、収穫したリンゴやハチミツで生計を立てている。職業柄以前にも5回ほど刺され、その都度来所している。夕方まだ明るい17時ごろ、リンゴ畑で作業していた。すると、大事なミツバチの巣を大きなスズメバチが襲っていた。これは大変と、夢中でハエたたきでスズメバチを叩いていたら、飼っているミツバチに刺されてしまった。

蕁麻疹、呼吸困難の状態で家族に連れられて来所。

17時40分　来所時血圧146-103mmHg／心電図は頻発する上室性期外収縮を起していた

対処＝ボスミン、プロコン、デカドロン3・3㎎注射／リンゲル500㎖点滴

18時30分　血圧106-63mmHg

19時30分　血圧120-79mmHg

20時20分　血圧120-86mmHg

症状も落ち着き、翌日、心電図は正常に戻った。

振り払うような動きをすると、ハチは警戒して襲ってくるのでハエたたきを振り回すのは非常に危険である。スズメバチに襲われていたかもしれないので、気をつけるよう指導。家人とともに帰宅する。

ＩｇＥ抗体検査では、ミツバチに陽性を示す。

以上ショックのうち、８例の症状、治療について述べたが、これらの症例はすべて過去ハチに刺された経験をもち、ＩｇＥ抗体は、スズメバチ、アシナガバチとも高値陽性を示していた。またショックが中高年の男性に多いことも見逃せない。刺された部位やハチの大小に関係なく、ショックが起きていることも重視したい。

ハチ毒とアレルギー

ハチ類の９割以上は寄生バチで、単独で生活し、刺すことはない。また、あらゆるハチの雄は刺さない。毒針は産卵管の変化したものであり、雄は産卵管をもたないから刺せない。刺されて激しく痛いのは集団生活を営むスズメバチ、アシナガバチ、ミツバチなどであり、単独生活を送る狩りバチに刺されたときの痛みは、多くはそれほどでない。

スズメバチ、アシナガバチ、ミツバチは、巣を守るために激しい攻撃力と強力な毒が進化の過程で獲得された。いっぽう単独狩りバチの刺針の対象は、エサとなる昆虫ないしはクモであって、しかも相手を麻痺させれば足りる。毒力に差があるのも当然といえよう。

刺された場合の症状はハチの習性、刺傷状況によりそれぞれ異なり、1頭のスズメバチが刺す場合でも刺傷部位、深さ、回数と毒量によって症状は異なる。被害者の静脈に毒針が刺し込まれ、血管内に毒液が注入されたようなときには、当然、重篤な症状が予想されることとなる。事実そのような例を経験している。

ハチ毒は、種によって異なるが、化学分析の結果によれば多種類の遊離アミノ酸、各種アミン、ペプチドおよび酵素類を含む高分子タンパク質からなり、スズメバチ毒やアシナガバチ毒には、ハチ毒キニンという疼痛発生のペプチドが含まれている。また抗体を生じる抗原は高分子量のヒアルロニダーゼ、フォスフォリパーゼA2の酵素であるという。

これらの化合物は毒性そのものは別としても、繰り返し刺されるとIgE抗体がつくられ、さらなるハチ刺されによって過剰抗体反応＝アナフィラキシーショックが起こることになる。

また、スズメバチ毒とアシナガバチ毒には共通の抗原性があるが、ミツバチ毒と共通の抗原性はない。したがってスズメバチとアシナガバチどちらかにアレルギー反応の出る人は、どちらに刺されてもショックの危険性があるが、ミツバチなら過去に刺された経験がなければ、おそらくは局所症状だけということになるだろう。

◉ハチの犠牲者

わが国では近年、年間20人前後のハチ刺されによる犠牲者が発生している。そのほとんどはハチ毒によるアレルギー（アナフィラキシーショック）によるもので、血圧低下、呼吸困難や意識障害等を起こして亡くなっている。ごくまれに大群のスズメバチに襲われ、大量に注入された毒作用により、たとえ抗体検査が陰性でも死亡する例もある。冒頭の愛媛県の例が、まさにそれである。

昆虫学者の松浦誠教授は、「東南アジアではスズメバチやアシナガバチの種類も個体数も多く、国によって日本を上回る死亡者があると思われる。現地の人がスズメバチやオオミツバチに襲われて亡くなった新聞記事も滞在中には頻繁に見かけた。熱帯や亜熱帯ではスズメバチは温帯の数倍もの大きな巣を作るうえ、非常に凶暴な種が多い。したがってアレルギー性のショック死ばかりでなく、一度にたくさんのハチに刺され、大量の毒作用によって死亡すると考えられる場合もある。」と述べている。

教授自身も、かつて台湾の山の中で現地の人から最も恐れられているツマアカスズメバチの大群に襲われ、九死に一生を得たことがあると記している。（文献24）

◉ハチとIgE抗体

ハチ毒には刺傷部位に痛みや腫れをもたらす一過性の毒性があるが、同時に毒液が体内に入ると、それに対抗して「抗体」がつくられる。抗体は、人の体内に侵入してくるウイルスや細菌などを攻撃するために体内で生産され、それらの病原体から体を守るための免疫機構として重要な役目を果たしている。抗体は種類によってその構造・役割が異なる。そのうちIgE抗体は、体内の寄生虫に対しては追い出すという働きをもつが、それ以外の異物に対してつくられたときは、即時型アレルギー反応となって人体に不利な作用をするという。しかもその量は、体内への異物の侵入が繰り返されるたびに急激に増える。（文献24）

多くの人は、ハチに刺されて抗体ができてもそれはIgGという抗体であり、人体に格別な悪影響を及ぼさない。ところが人によってはアレルギーのもととなるIgE抗体（免疫グロブリン）がつくられる。IgE抗体をもつ人が2回目以降にハチに刺されると、最初のときにできた抗ハチ毒抗体（アレルギーのもととなるＩｇＥ抗体）と、新たに注入されたハチ毒抗原（侵入してきた異種タンパクなどの高分子化合物）とによって、抗原抗体反応とよばれるアレルギー反応をひき起こす。だから、初めてハチに刺された人には、ハチ毒のアレルギーによるショックは起こらないはずである。

このように特定の人が刺された場合のみ、即時型アレルギー反応をひき起こすＩｇＥ抗体がつくられる。そして2回目以降に刺されると、すでにもっているＩｇＥ抗体と新たなハチ毒抗原とによって過剰抗体反応が起こる。

このアナフィラキシーショックは進行がきわめて速い。刺されると数十秒～数分で発症し、死亡する場合には30分～1時間以内という短時間となる。ハブ毒は細胞や血管組織を破壊し、壊疽を進行させるが、死をもたらすときでも数時間から数日間を要する。しかしハチ毒は毒そのものの作用ではなく、抗原としてアレルギー反応をひき起こし、人間の体内制御能力を失わせる。このため、初期治療でこれらの対症治療がほどこされなければ、短時間で危機を迎える。

◉ショックを防ぐために

ではこの危険なショック、過剰抗体反応を防ぐにはどうしたらよいか。

過去にハチに刺された経験があり、刺傷部以外でなんらかの全身症状が起きた人の場合には、IgE抗体をもっている可能性がある。医療機関での抗体検査を勧めたい。その結果、IgE抗体陽性が判明した人は、極力ハチ刺されを防ぐとともに、主治医に相談する。

また単独行動はできるだけ避けるとともに、携帯電話など非常連絡手段を常に用意しておき、ハチ刺しアレルギーがわかるような表示（カード、バッジ等）を身につけて、まわりの人にも伝えておくのがよい。著者の経験症例では、実際には刺された本人が電話などかけられる状況ではないのが実状である。

ハチ毒に対するワクチン等は開発普及されていないが、アレルギーをもつ一部の養蜂家などには「減感作療法」もある。ハチの毒を希釈し、一定期間ごとに皮下注射して抗原に対する抵抗力を高めるものである。しかし治療施設がごく限られており、一般的とはいえない。

沖縄・奄美諸島のハブ咬症による犠牲者は昭和40年代まで年間平均数十名を数え、後遺症に苦しむ住民も数多かった。その後、住民、医療機関、行政、研究者あげての努力が実り、実効性のある血清、乾燥ワクチンの普及により大幅に事態は改善された。このような努力がなければ、ハブ咬症による被害者は野生生物による死亡第１位を占めていたことであろう。いまでは激減している。

いま、ハチとハチ刺し症に対する関心は、マスコミ報道等を通じて高まっている。しかしながら、一般市民も診療にあたる医療サイドも、まだショックによる危険性を十分には認識していないのが実状といえる。

ハチ刺し症の危険性は、ハチ刺され事故を未然に防ぐことにより半減するし、ＩｇＥ抗体保有者が刺された場合でも、適切な緊急処置により重篤な状況に陥らずにすむ。全国どんな場所ででも発生する可能性のあるハチ刺し症は、市民の認識と医療、行政サイドの適切な対応策によって防ぐことができるのである。

ショックの初期治療は一刻も早く

初診時にはまず刺傷部を確認して、ポイズンリムーバーなどの簡便な器具を用いて毒液を吸引する。これはアウトドアショップなどで市販されており、操作も簡単なので山歩きの多い人は入手・携行を勧めたい。

刺傷後、約10分以内で、刺されたのがスズメバチ類、アシナガバチ類であれば、毒液が出てくる。数回にわたって根気よく吸引するのがよい。刺傷後時間を経過している場合や、毒液量が少ない小型のハチ類ではあまり出てこない。

激痛に対しては、刺傷部に0・5％キシロカインを注射すると即効性がある。ほかの鎮痛剤等は思わしい効果がない。痛みは放置していても間もなくなくなるので問題ないが、オオスズメバチの場合は長引くことが多い。

多くの場合、1回の注射で軽快する。しかし、しばらくして再び痛みを訴えることもあるので、その場合には再度注射する。抗ヒスタミン軟膏またはステロイド軟膏を塗布するのも悪くない。

全身反応のうち蕁麻疹に対しては、抗ヒスタ

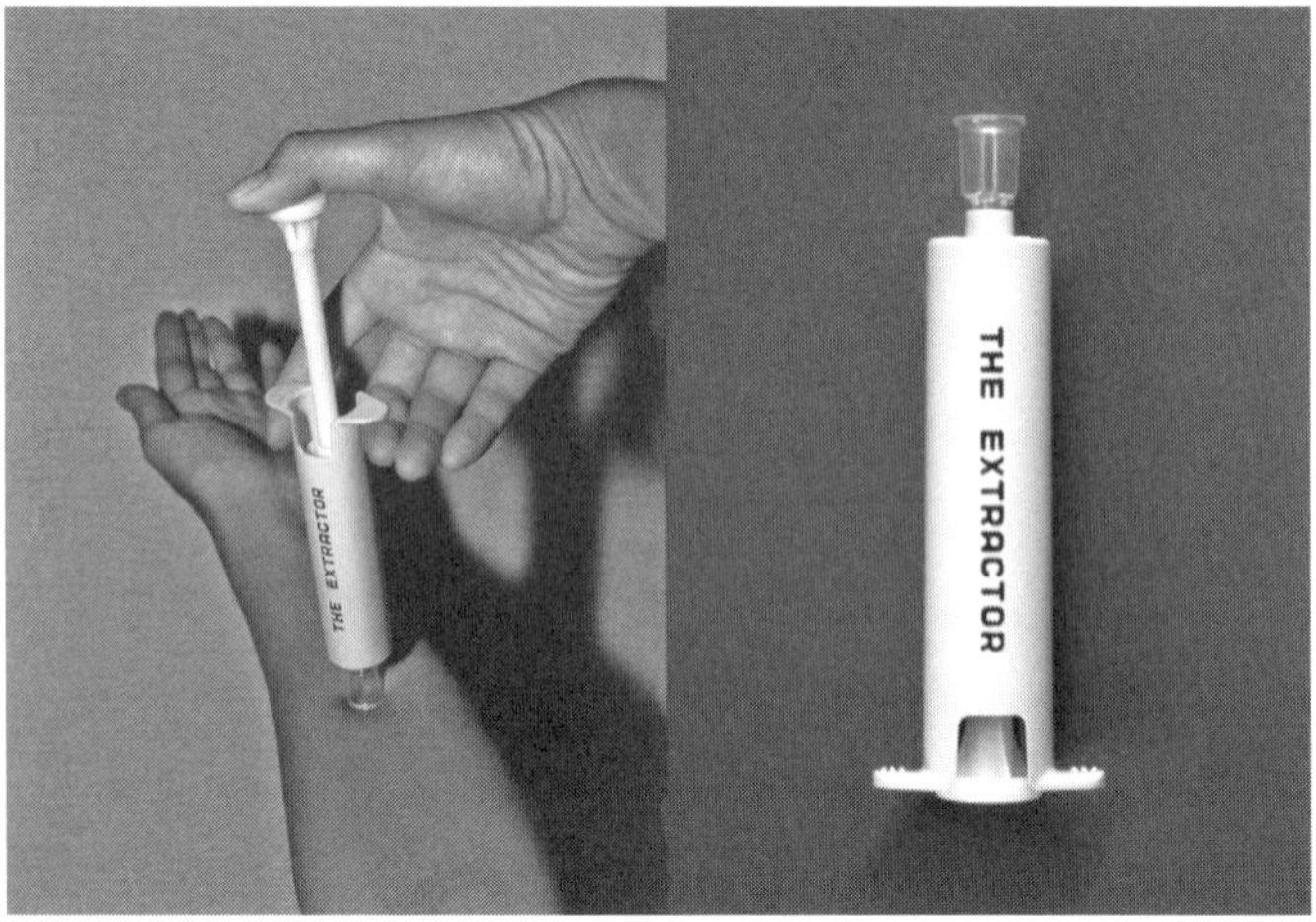

ポイズンリムーバー

ミン剤、ステロイド剤を注射してしばらく経過をみる。強力ネイミノファーゲンCを併用するのもよい。リンゲル液等の点滴も必要である。喘鳴《ぜんめい》、呼吸困難に対しては、ネオフィリンを注射している。

◉ショックの対応が最重要　医療者の対応

ショックに対しては、アナフィラキシーショックの一般的な治療を迅速に行なわれなければならない。ショックの発症は刺傷後30秒から数分以内のことがあるから治療は待ったなし、急を要する。

刺傷者は安臥（仰向けに寝かす）させ、脚を上げ、頭部血流低下からの回復をはかる。脈拍、血圧、呼吸、動脈血酸素飽和度、チアノーゼの有無等バイタルサインをすばやくチェックして治療を開始する。開始後5分間の治療がその命運を左右するといっても過言ではない。

①第一選択としてアドレナリン（ボスミン）成人0・3㎖を大腿前外側の筋肉に注射する。上脈への皮下注射では効果がない。改善しない場合は、10〜15分ごとに再注射することもある。アドレナリンは常に定位置に準備しておく。

②静脈を確保（なるべく2か所）して、リンゲル液、あるいは乳酸加リンゲル液などによ

る点滴を開始する。

③気道を確保しつつ高流量の酸素吸入を行なう。

④第二選択薬として抗ヒスタミン、副腎皮質ホルモン剤をも併せて注射する。これは補助的な作用しかない。

以上の処置は番号順というわけではなく、ほとんど同時に行なうべき治療である。つまりすべてに手早い動作が求められる。看護師に対しても日頃トレーニングをしておくのが望ましい。

ハチ刺し症に際しては、大学などの大病院でなく第一線の医療機関である診療所・医院等をまず訪れることが多い。その途中、あるいは診療の最中にショックに陥る症例もあるので、著者はなにはともあれ、ハチ刺し症は、すべての患者に優先して診療にあたっている。小規模医療機関においては、全職員を動員してもショックの対応にあたることが大切である。

ハチ刺し症によるショックが想定されれば、装備を整え職員数名を伴って現場に急行することもある。救急車による搬送途中の危険が考えられるからである。すでに車でこちらに向かっているとの通報を受ければ、アドレナリン（ボスミン）、リンゲル液、副腎皮質ホルモン剤などの注射液を机に並べて待機する。車から出せないと判断した場合は、ショック離脱までやむなく車内で処置することもあり得る。２例の患者についてそのような経験がある。

看護師に対しては、平常からショック対応の分担をあらかじめ決めておく。すなわち静脈路を確保する者、皮下筋肉注射を行なう者、気道確保、酸素吸入にとりかかる者、脈拍血圧、呼吸数を測定する者、などである。各自の分担について年に数回再確認しておけば、より迅速な処置ができる。なおアドレナリンの注射は医師自身が行なうべきである。

医師はショック病態の全体像を把握し、その推移を観察しつつ即応の態勢で臨むべきである。医師ひとりだけではとても対応しきれないので、日頃の訓練やチームワークが大切である。静脈路確保に手間どるようであってはならない。静脈の確保なしにショックの初期治療はあり得ないからである。

ハチ刺し症に対する一般の認識はまだまだ低い。その危険性を熟知しないために、惜しくも治療の時期を逸する症例も決して少なくないと思われる。第一線の診療に携わる医師もまた認識を新たにするべきであろう。起こりうるショックを常に想定しつつ診療にあたることはもちろん、初診した医師の早期の適切な治療こそ救命につながることを、あらためて銘記すべきである。

◉ショック経験者のエピペン自己注射

過去にハチに刺されてショックを起こした人が、再びハチに刺されるとショックを起こす可能性が大きい。このためエピペン（アドレナリン）の自己注射が必要となる。主治医と相談してエピペンを処方してもらう。使用法に習熟し、再びハチに刺されたときは、ためらうことなく大腿前外側に自分で注射する。

ハチ刺されの意外な危険性（誤嚥）

人の命を奪うアナフィラキシーショック以外に、ハチ刺されには、死に至る恐れのあるもうひとつの危機がある。それは誤ってハチを飲み込んでしまった場合である。野外で清涼飲料水

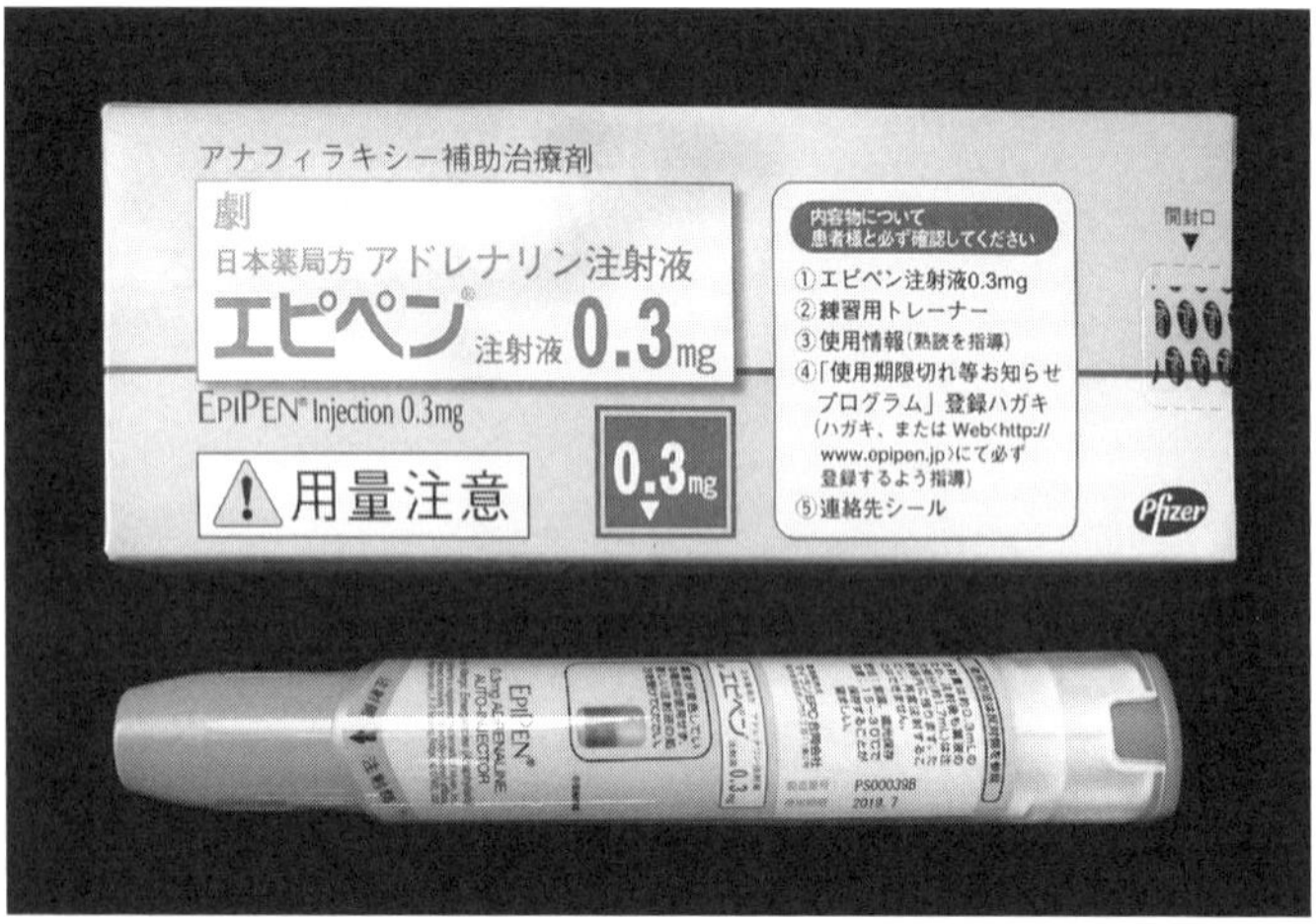

エピペン

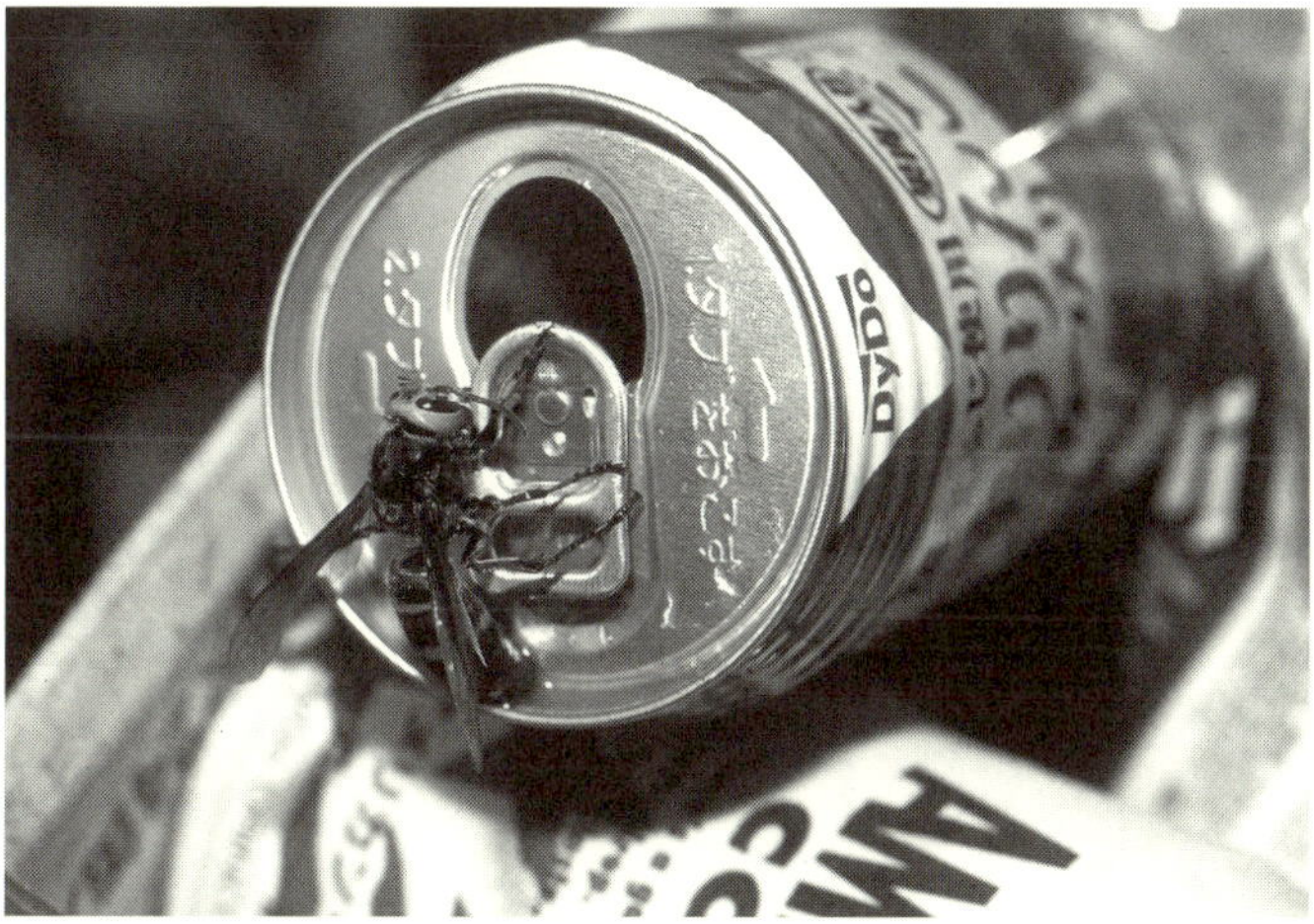

空き缶のジュースを吸うヒメスズメバチ

を飲むとき、飲み残した缶内にハチが侵入していて、それを知らずに残りを飲み干すようなときに起こり得る。口腔内に飲み込まれたハチに上気道を刺されると、粘膜の腫脹によって気道の狭窄が起こり、呼吸困難に陥る危険性が大きい。古い文献にこのような症例の記録があったので、その内容を紹介してご参考に供したい。

　フランス革命も間近に迫った１７８１年、パリの書店で出版されたピエール・ジョセフ・ビュショ著『害蟲記』に書かれた悲惨な話である。藤野邦夫氏の邦訳を紹介させて頂く。

「オルレアンから3リュー（1リューは約4キロメートル）の地点にあるルブラシオンで、

夕方（1774年）一日の仕事に疲れて帰宅した若者が気分を変えるため、新しいワインを飲んだときのことだった。そのとき使っていたグラスの中に、スズメバチが1匹落ちていたのだが、彼はそれに気がつかなかったのだ。あっという間に飲み込まれたスズメバチは、彼の口蓋を刺したのである。彼はすぐにハチをつまみ出すだけで済ませ、しばらくすれば辛抱強く耐えた痛みが消え失せるだろうと考えた。だが、その日の夜になって痛みは激化し、若者はベッドから起き上がって救いを求めたのだ。そして辿り着いた司祭の地所で命を失ったのである。」

長い引用になってしまったが、生々しい表現が恐るべき事実を伝えている。この症例は時間的経過から見てもアナフィラキシーショックというよりは上気道粘膜の腫脹による気道の狭窄と思われる。この事実は平穏であるべき日常性の中にも思わぬ危険性があることを示している。

清涼飲料水の空きボトル、缶にはハチが好んで寄ってくる。彼らにとって好ましい飲み物であることは明らかだ。野外で清涼飲料水を飲むときにはこんな危険性もあることを思い出して頂きたい。

第4章

ハチの巣の不思議

ミツバチ類とスズメバチ、アシナガバチ類の巣

スズメバチ、アシナガバチ類もミツバチ類も、女王バチを頂点とした社会生活を営み、多数の働きバチが幼虫を養い、巣を守っている。なぜこのような社会生活をするのだろうか。そして、正六角形の見事な巣（育房）をどうやって作るのだろうか。

◉ミツバチの巣は、ハチミツの貯蔵、ハチの越冬の場

ミツバチはハチミツをつくり、巣に貯蔵し冬を越すミツバチ類は、働きバチたちが野外で花蜜と花粉を集めて、巣に持ち帰る。巣では若い働きバチたちが待ちかまえていて、それらを受け取り、体内の酵素作用によって花蜜をハチミツに変え、さらに水分を減らして貯蓄性を高める。また、花粉は同じように若い働きバチが体内で酵素によって消化し、さらに複雑な過程を経てローヤルゼリーや蜂乳となり、幼虫や女王バチの大切な食物となる。

ミツバチの保存食であるハチミツやローヤルゼリーは保存性が高く、何年、何十年でも貯蔵しておくことができる。一年を通して巣内に貯蔵してあるハチミツやローヤルゼリーを得ることができるため、花のない冬でも生きのびることができる。そのうえ女王バチは数年間

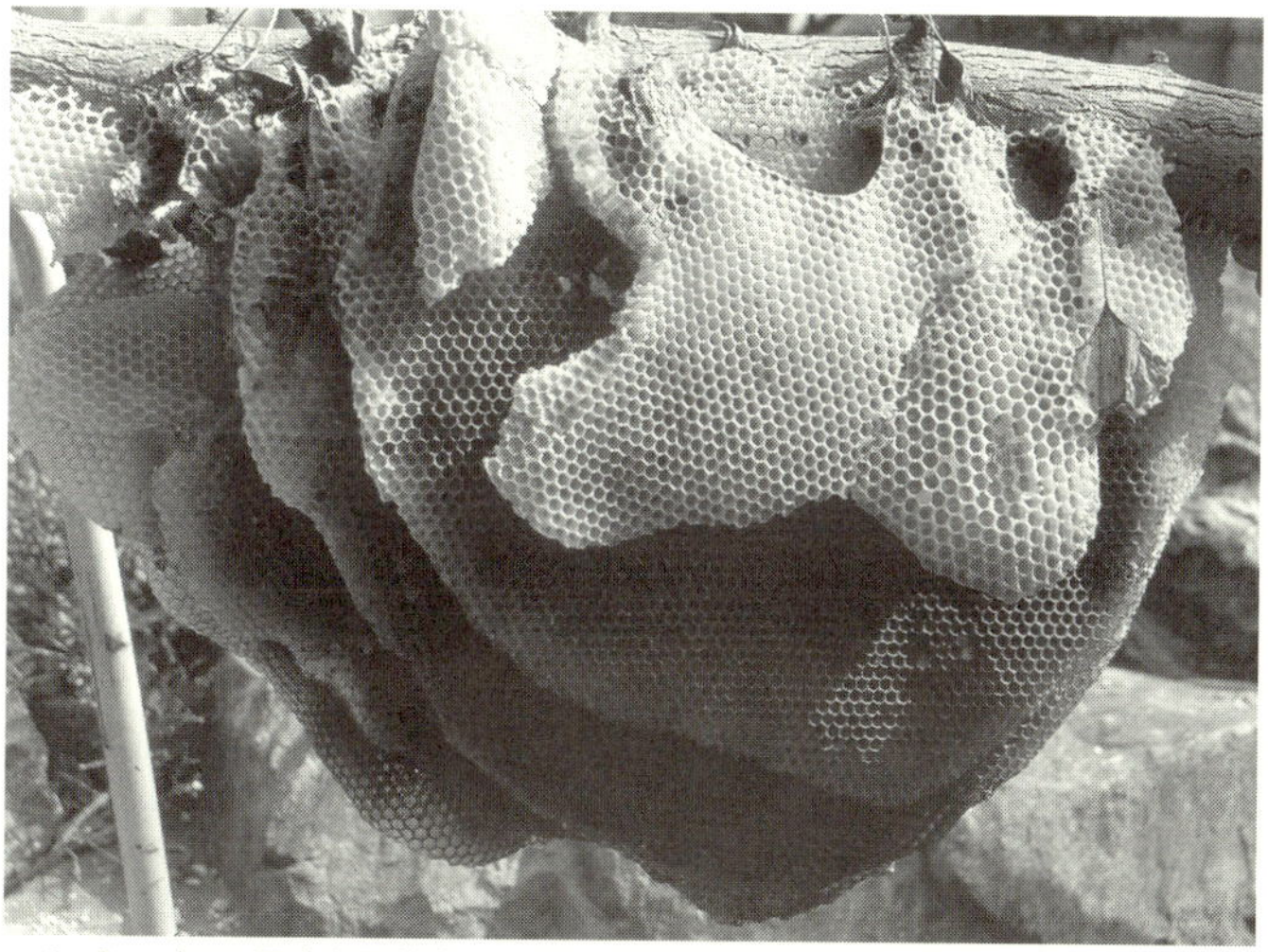
ニホンミツバチの巨大な野外巣

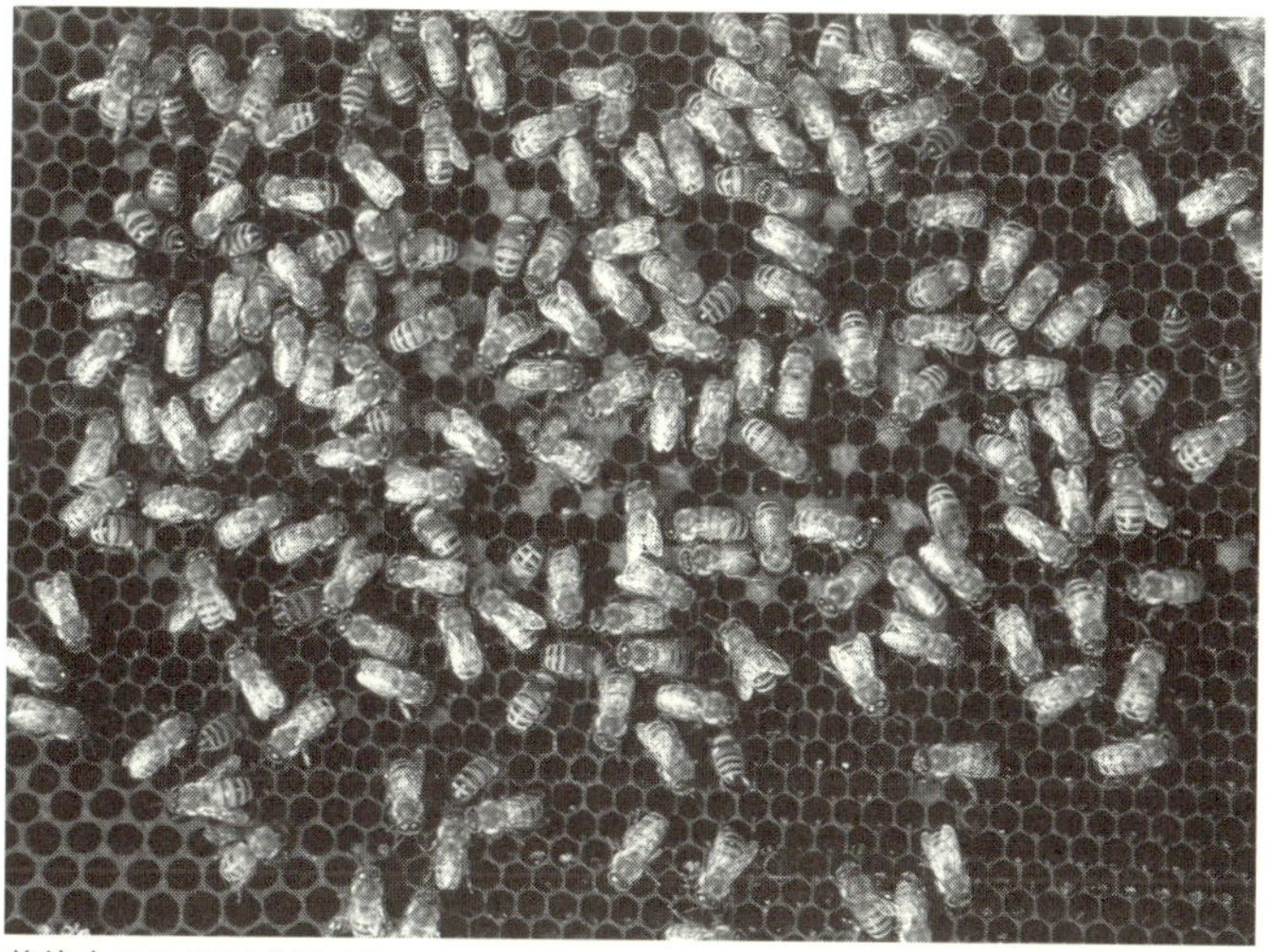
養蜂中のセイヨウミツバチ

の寿命があり、産卵し続ける。

ミツバチ類の巣は、スズメバチ類やアシナガバチ類のような木や草を主な材料とした巣と違い、ハチミツから作られたミツロウが材料で、耐久性が高く、冬でもミツバチの生活を守ってくれる。ミツバチの巣は、構造的にも複数年の使用に耐え、社会生活が続けられる。

◉スズメバチ、アシナガバチ類の巣は一年限り

スズメバチ類の巣は、冬を越した女王バチ（創設女王バチ）が春先にたった1頭で作り始め、働きバチが羽化するとともに巣が大きくなり、秋にピークを迎えて活動が終わりとなる。約半年間の集団社会生活のための巣である。アシナガバチ類ではさらに短く、春先から夏までの4〜5か月が活動期間で、秋口には巣の役割は終わる。

キイロスズメバチをはじめ、あれほど立派な巣を作ったのにもったいないと思うが、巣は二度と使われることはなく、春先にはまた新しい場所に新女王バチは巣作りを始める。スズメバチ類やアシナガバチ類の巣は、朽ち木や草の茎などを噛み砕いて巣に持ち帰り、唾液とよく混ぜ合わせ、塗りつけたもので、それほど丈夫なものではない。晩秋、よくみられるアシナガバチの巣は、もう色があせ始めて傷みやほころびもみられる。スズメバチ類の大きな

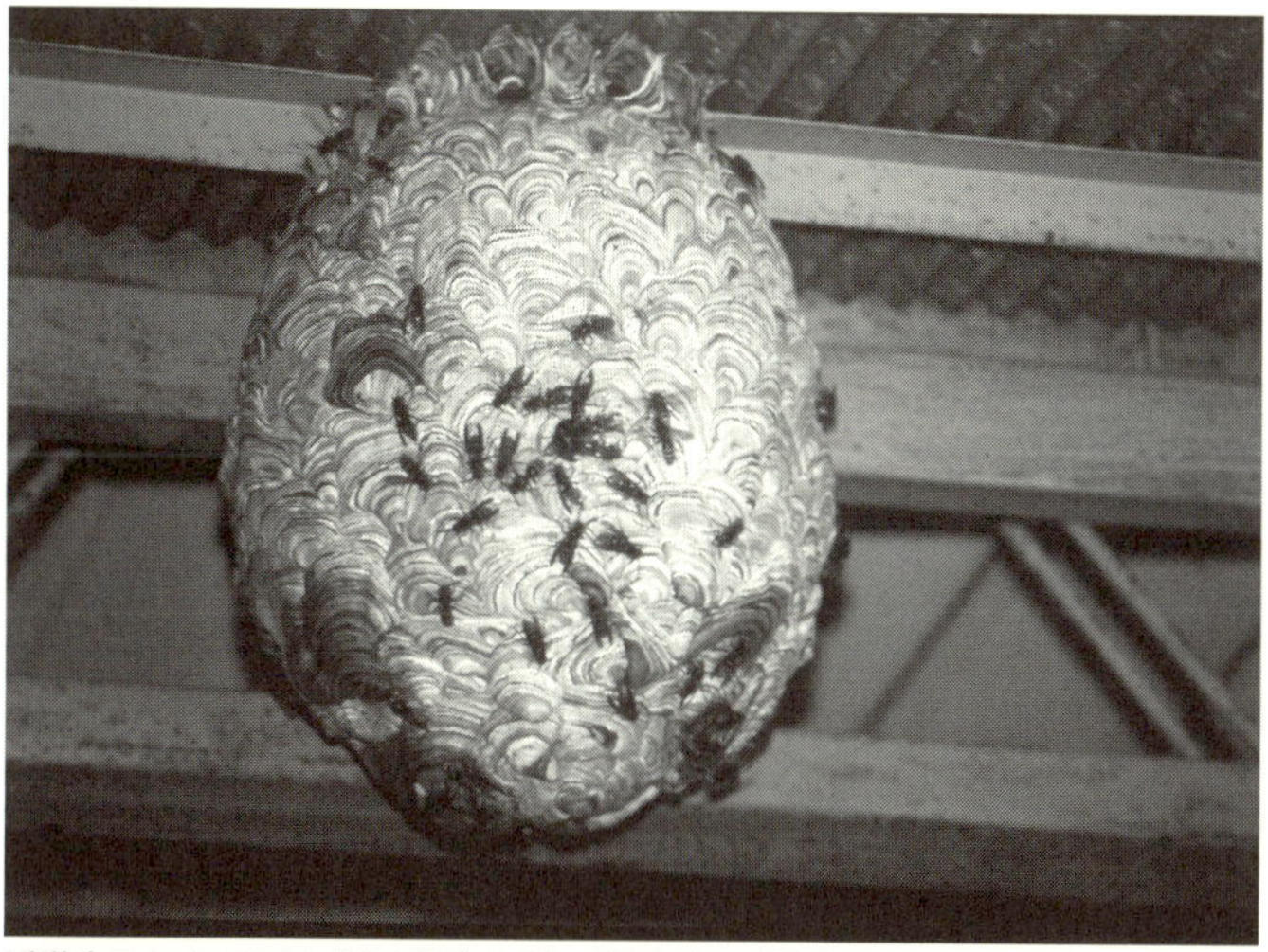
活動中のキイロスズメバチの巣（10月）。警戒バチが外皮にとまっている

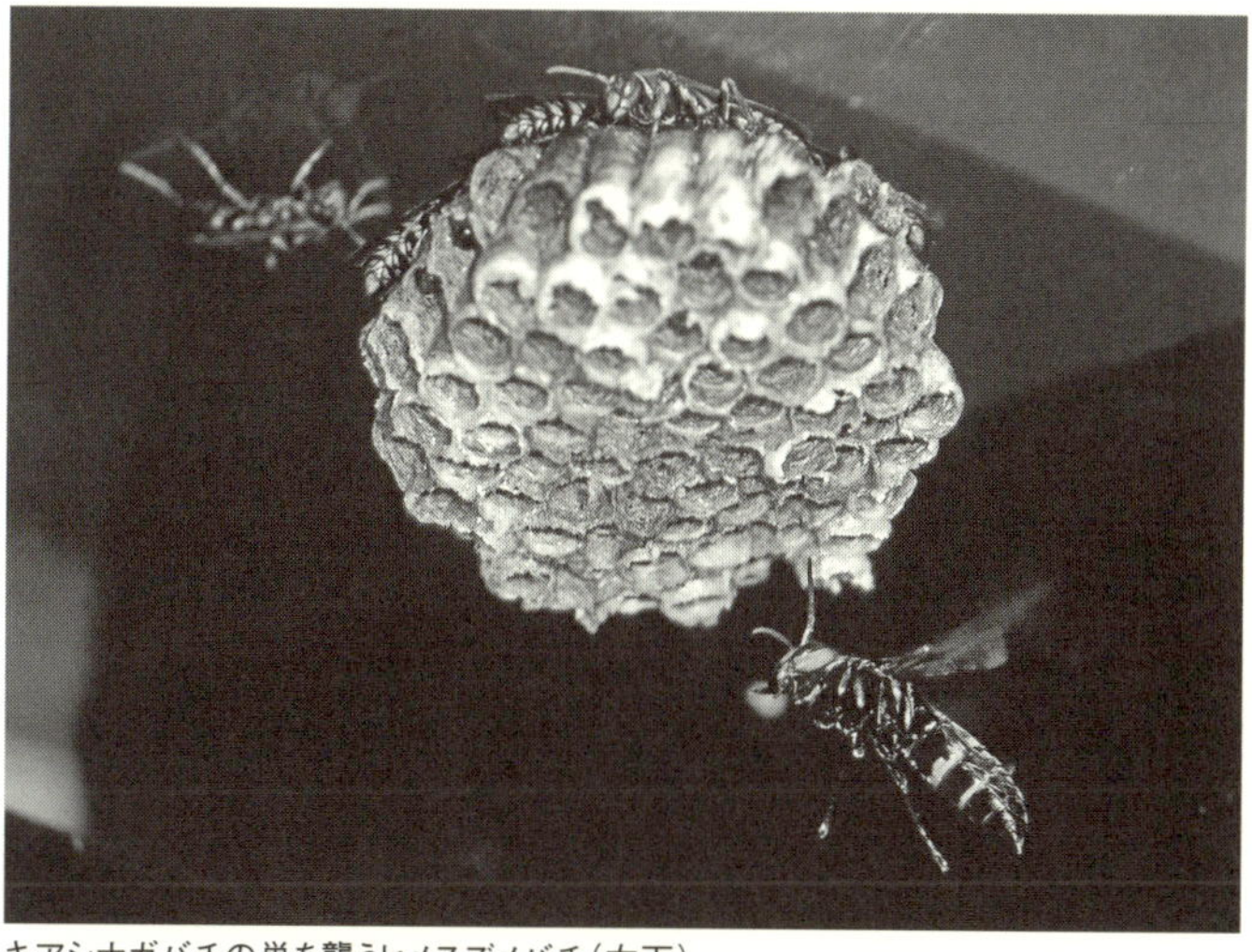
キアシナガバチの巣を襲うヒメスズメバチ（右下）

巣も、外被を枝や手でいじれば、すぐにボロボロとくずれてしまう。

スズメバチ、アシナガバチ類の巣は、その中で育てられている幼虫の食性と深く関わりがある。両グループとも幼虫は肉食であり、春から秋にかけて野外に昆虫やその幼虫が多くみられる時期にのみ、働きバチはエサ採りができる。巣に持ち帰ったエサはすぐに幼虫に与えられるが、保存ができないため長い冬を越せるものとはならない。

また、親バチ自身が栄養源とする樹液や花蜜も冬にはない。このため両グループとも晩秋までには働きバチはすべて死滅し、成長が遅れて羽化できなかった幼虫も、働きバチが巣から引きずり出して捨ててしまう。種族保存だけが使命の雄バチは、晩秋に交尾を終えればすべて死に絶える。交尾を終えた女王バチだけが、木の洞や屋根裏などの安全な越冬場所を探して翌春の巣作りまでの約半年間、越冬する。

翌春、新たに社会生活のスタートを切る創設女王バチにとって、前年の大きくてもろい巣はくずれそうな古い大邸宅のようなもので、とてもそのままでは使用できない。また、使い古しの巣には寄生昆虫がいるかもしれない。そのうえ、春から夏にかけては働きバチの数も少なく、巣の修理も無理であるため、新しい巣を作り始めることになるのだろう。

スズメバチ、アシナガバチ類の巣は、その年の養育活動期間だけ使用できればよく、秋・

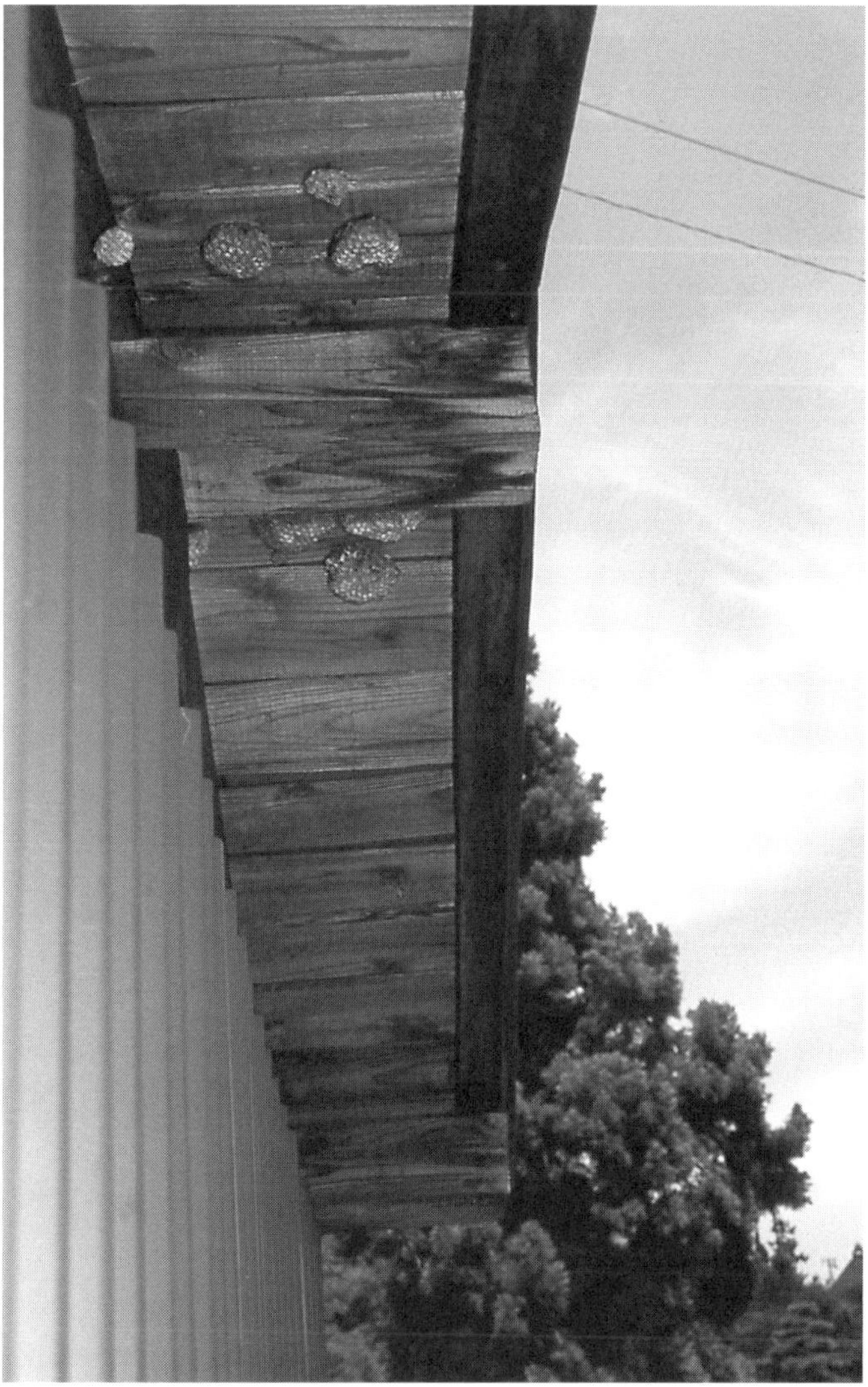

人家近くの物置に作られたアシナガバチの巣

冬までに巣の役割は終わるのである。

女王バチと働きバチ、役割分担

女王バチと働きバチはどちらも本来は雌である。スズメバチ類の場合、外見的には女王バチのほうが大きいが、体の構造としてはそれほどの違いはない。しかしミツバチ類では大きさだけではなく卵巣小管の数や、巣作り・エサ集めに関わる器官、分泌腺の有無など、大きな違いがあるといわれる。(文献24)

同じように社会生活を営むスズメバチ類とミツバチ類で、なぜこのような違いがあるのだろう。それは両グループの女王バチの果たす役割の違いからといえる。

スズメバチ類は冬期間、働きバチはすべて死滅してしまうため、春先の巣作りは越冬した創設女王バチ1頭でしなければならない。そのうえ、その巣に生まれた卵からふ化し成長する幼虫たちのエサ採りも、巣の増設拡張も、外敵からの保護もすべて創設女王バチが受けもたなくてはならない。いわばオーナー兼事務員兼外勤セールスのようなもので、なんでも屋的能力がなくてはならない。このために体の構造もミツバチほど分化していないといえる。

ミツバチ類では、羽化した新女王バチは交尾後巣に戻り、働きバチからローヤルゼリーをもらいながら卵巣を発達させ、真冬の一時期以外、産卵し続ける。（文献14）つまり、ミツバチの女王バチは産卵だけを行ない、幼虫の世話や巣作りはすべて働きバチが受けもっている完全分業制なのである。

女王バチも働きバチも、同じ女王バチが産んだ受精卵からはじまる。ミツバチでは女王バチとなる卵は、巣盤の一角に作られた「王台」という女王専用の育房に生まれる。ふ化した幼虫には多量のローヤルゼリーが与えられ、女王バチへ養育されていく。ところが働きバチとなる幼虫には花粉入りのエサが与えられ、女王バチとの分化が進む。この分化にはホルモンが関わっていると考えられている。遺伝的形質は同じでもその後の食物によって女王バチと働きバチになるのだから不思議である。

もし女王バチが死んでしまったら、その巣はどうなるのであろうか。女王バチが巣内で産卵中の期間は、自らが分泌する産卵を抑制するフェロモンによって、母娘関係にある働きバチたちの産卵を抑制しているといわれる。

スズメバチ類の場合、女王バチが死ぬと抑制ホルモンがなくなり、働きバチのなかから産卵を始める個体が現れ、女王バチになり代わる。しかし、この働きバチは交尾をしていないため、産んだ卵からは雄バチしか羽化してこない。巣作りも幼虫の世話もエサ採りもできない雄バチでは巣が維持できず、間もなくその巣は絶滅してしまう。しかし、わずかながら育った雄バチが、運よく、ほかの巣から出た新女王バチと交尾できれば、この巣の遺伝子は受け継がれたことになる。

ミツバチの場合には、女王バチが死ぬと働きバチは養育中のごく若い働きバチの幼虫のなかから次代の女王バチ候補を選び、その育房を王台に改造して多量のローヤルゼリーを与える。十数日後には新しい女王バチが羽化するため、巣の活動にはほとんど問題ないといわれる。(文献24)

働かない働きバチもいる

働きバチは自分たちの巣のためにひたすらエサを運び、幼虫の世話や巣作りに励んでいる。ひとつの巣に、何十、何百、何千という働きバチがいて、はたしてそれだけの仕事があるのだろうか。

ハチの巣の観察者によると、20～30％の働きバチは、特に仕事をしていないという。キイロスズメバチの巨大な巣の外被には、数頭～数十頭の働きバチが止まっている。ただ止まっているだけで、巣作りやエサ採りをしているわけではない。ところがいったん、外敵の接近などが起きると、一斉に攻撃へと向かうし、エサが不足してくればエサ採りに従事する。巣全体としては、幼虫に与える一定量が確保できれば、必要以上にエサ採りはしない。無理に巣内に持ち込んでも腐敗し、巣の生活環境を悪くするだけだからだ。

一見働いていないような働きバチも、エサが不足したり外敵が出現すると、すぐに巣のために働く。ゆとりのある集団社会構成が、巣の健全な育成にも貢献しているようである。

正六角の不思議

アシナガバチの小さな巣（育房）は、下からのぞきこむと六角形をしていたし、写真で見るミツバチやスズメバチの巨大な巣は何百、何千という六角形の育房が規則正しく並び、ひとつのゆがみもない。どうして、分度器などもたないハチがこれほどに見事な巣を作れるのか、だれも不思議に思うところだろう。

ハチの研究者にとっては六角形の巣はナゾのテーマで、ハチとは無縁の数学者や建築家にとっても興味の尽きない問題だった。ミツバチの巣板から名づけられた「ハニーカム」構造は、最小限の材料により最大の空間を確保でき、さらに安定性と展開性にも優れていることから、航空機をはじめ最新の機器・建築など各方面に使われている。

いったいハチはどのようにして正六角形の巣を作るのだろうか。巣作りの観察や物理学など多くの観点からさまざまな説があるが、決め手はないようである。このテーマは、それぞれのハチの巣作りを初めから観察してみると、ヒントが見つかりそうにも思える。

◉アシナガバチの巣

アシナガバチの巣は、最初に巣盤の中心となる筒状の育房がひとつ作られる。これはほぼ円筒形をしているが、そのまわりに接して育房が増設されるにしたがい、育房と育房の間の壁は互いに引っぱられ、その結果として平面となる。

同じ直径の円を最初の円のまわりにくっつけていくと、ちょうど6個の円がとり囲む。ハチの巣では、それぞれ隣り合った育房の壁が平面になると、その断面はほぼ正六角形となる。（図6）アシナガバチの巣の壁はごく薄く弾力性もあるために、この方法は可能と思われ

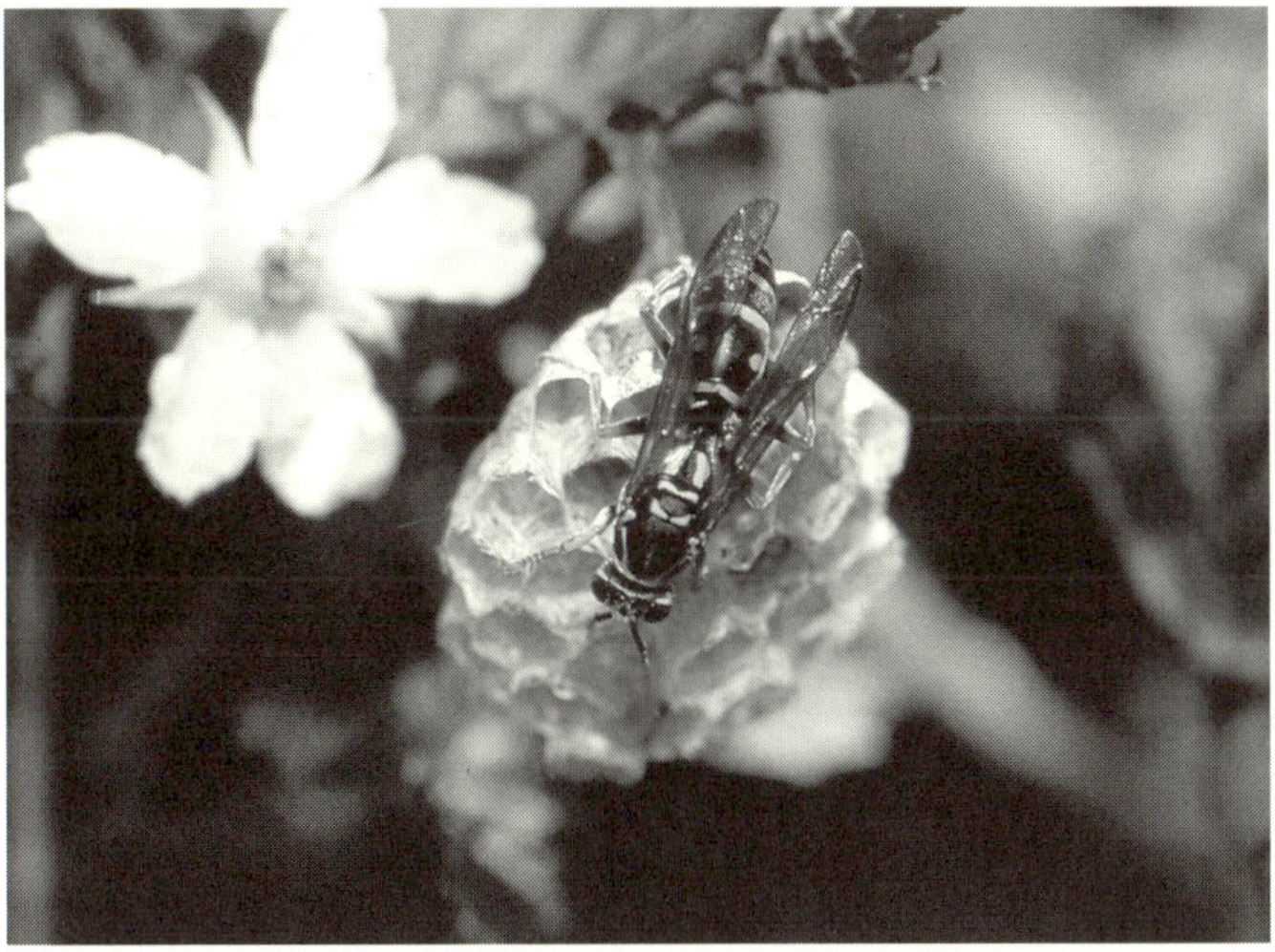

フタモンアシナガバチの巣。外側の育房外周は丸みをおびている

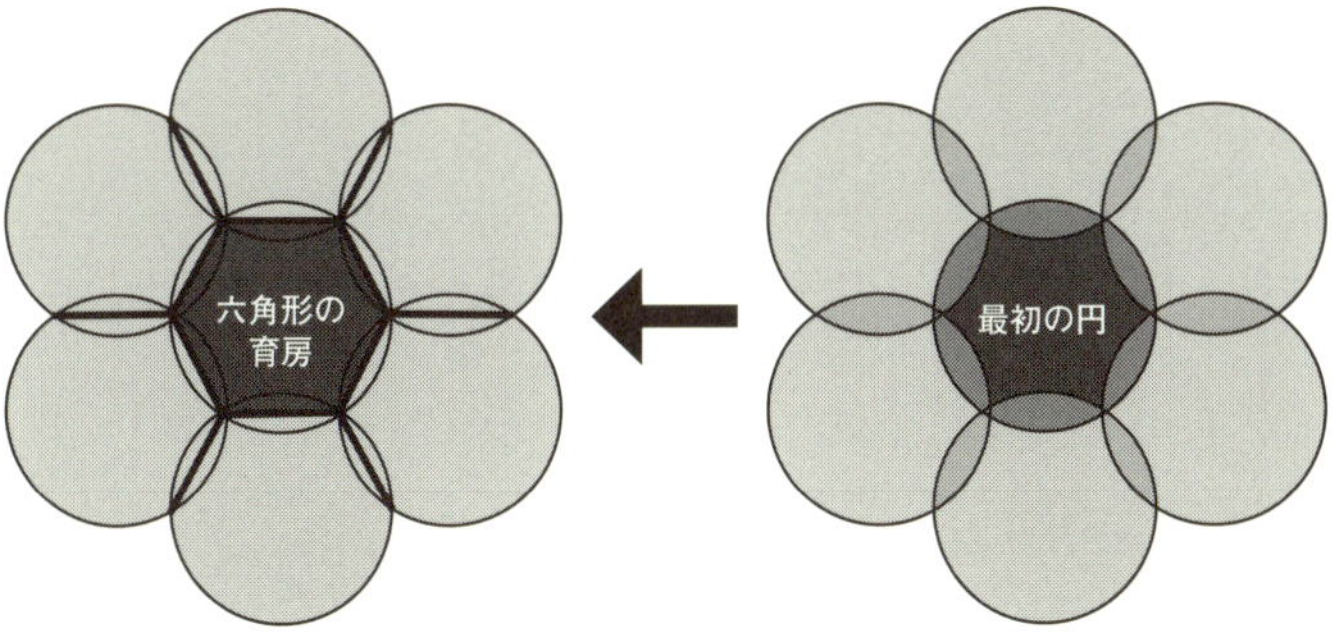

図6　六角形の巣模式図
最初の円(育房)のまわりに、同じ大きさの円が6個取り囲む。接した面は互いに引っ張られ平面(育房の壁)となり、それぞれ六角形となる

る。シャボン玉がいくつもくっつくとそれぞれの接面は平面となり、ほかのシャボン玉と接していない外側はもとの孤形をみせるが、接している内面では六角形状の集合体になるのと同じ現象である。

『アシナガバチ』の著者、田淵行男氏もこのテーマに関心をもち、セグロアシナガバチとフタモンアシナガバチの初期の巣を観察撮影している。掲載されている巣の写真を見ると、いずれも隣り合った育房の壁はほぼ直線を成している。ところが巣盤外側の外気にあたる壁は、弧状となっており、最初から六角形に作っていくものではないと考えられる。

ただし、アシナガバチ類の育房壁は草の茎の丈夫な繊維質を使ったいわば和紙のようなもので、薄くしかも柔軟性があるため、完璧な六辺の直線からなる正六角とはならず、ゆがみもある。アシナガバチ類の育房数は数個から数十個とあまり多くなく、わずかの誤差があっても巣盤全体の強度や機能にはあまり影響しないのであろう。

◉スズメバチ類、ミツバチ類の巣

スズメバチ類の巣は、朽ちた木材や樹皮を唾液で練った洋紙のようなものでできている。柔軟性はなく、壁はアシナガバチの巣よりも厚い。キイロスズメバチ、オオスズメバチ、クロスズメバチのように、巣盤一枚に何百という育房を作るためには、育房は規則正しい幾何学配列をしなければならない。高度に規格化された作業が必要になるだろう。

巣作りするハチは、触角を物差しとして隣り合う育房の壁を計りながら巣材を引き伸ばし、新しい六角形の壁の一辺を作るという観察がある。これは南米のハチ研究家エバーハード氏の説であるが、では最初の六角形の巣はどうやって作るのだろう。また巣作りをする創設女王バチと働きバチは体の大小がある。これでは同じ大きさの育房は作れないことになる。

最も育房の多い精密なミツバチの巣では、育房ごとのわずかな誤差も集合するにしたがい、さらに大きくなるだろう。しかしミツバチの働きバチには、個体の大小差がほとんどない。育房は素材的にもしっかりしたミツロウで作られている。

正六角形は、最も少ない材料でできる効率のよい連続の形ではあるが、単純に考えればハチは円筒形の育房をひとつひとつ作っているだけで、それが隣り合った結果として六角形となったのかもしれない。いずれにしてもハチは本能的に巣を作り、それが結果として規則正しい六角形になったということだろう。

丸い巣とハスの実型の巣

我々がよく目にするハチの巣には、スズメバチ類の球形の大きな巣と、アシナガバチ類のハスの実型をした小さな巣がある。（6頁、84頁写真）

スズメバチ類は数百から数千もの育房をもつ巨大な巣を作るものが多い。球形の巣は厚さ2〜3センチから5センチ近い外被に覆われて保護され、その内部に数段から十数段の巣盤が吊り下がっている。いうまでもなく、球形は最小の表面積で最大の容量を確保できる。数千もの幼虫を効率よく安全に育てるために、スズメバチ類の巣は外被に守られた球形になったのだろう。

その丸い巣が、夏以降には日一日と大きくなっていく。外から眺めても球形に変わりはないのに、なぜ巣は大きくなるのだろうか。だれもが不思議と思うが、巣の内部では内勤働きバチたちが外被の内側をかじり採り、しっかりと噛み直してその空いた空間に巣盤の育房を増設していく。

いっぽう外被の外側は、外勤働きバチたちが巣作りの材料を採取してきて、表面に新しく塗り固める。このようにしてスズメバチの巣は内部育房の増設と並行して、外被も大きくなっていくのである。

　アシナガバチの巣は、数個から数十個の育房がある一段の巣盤が下がっただけの、いわばハスの実型である。外気や風雨、太陽光も直接、育房にあたる。外敵にも直接さらされているが、巣の規模が小さいので、破損したり外敵に襲われても修復は容易である。

　しかし育房はスズメバチ類よりずっと奥行き深く、保温効果を上げるとともに外気や外敵が入りにくくなっている。また寒冷地のアシナガバチの巣では、外側の育房では幼虫を養わず、巣の保温と保護のための外被的役割を果たしている。これを「機能的外被」という。

　松浦誠教授は、北海道のトガリフタモンアシナガバチ、北海道から九州に生息するフタモン

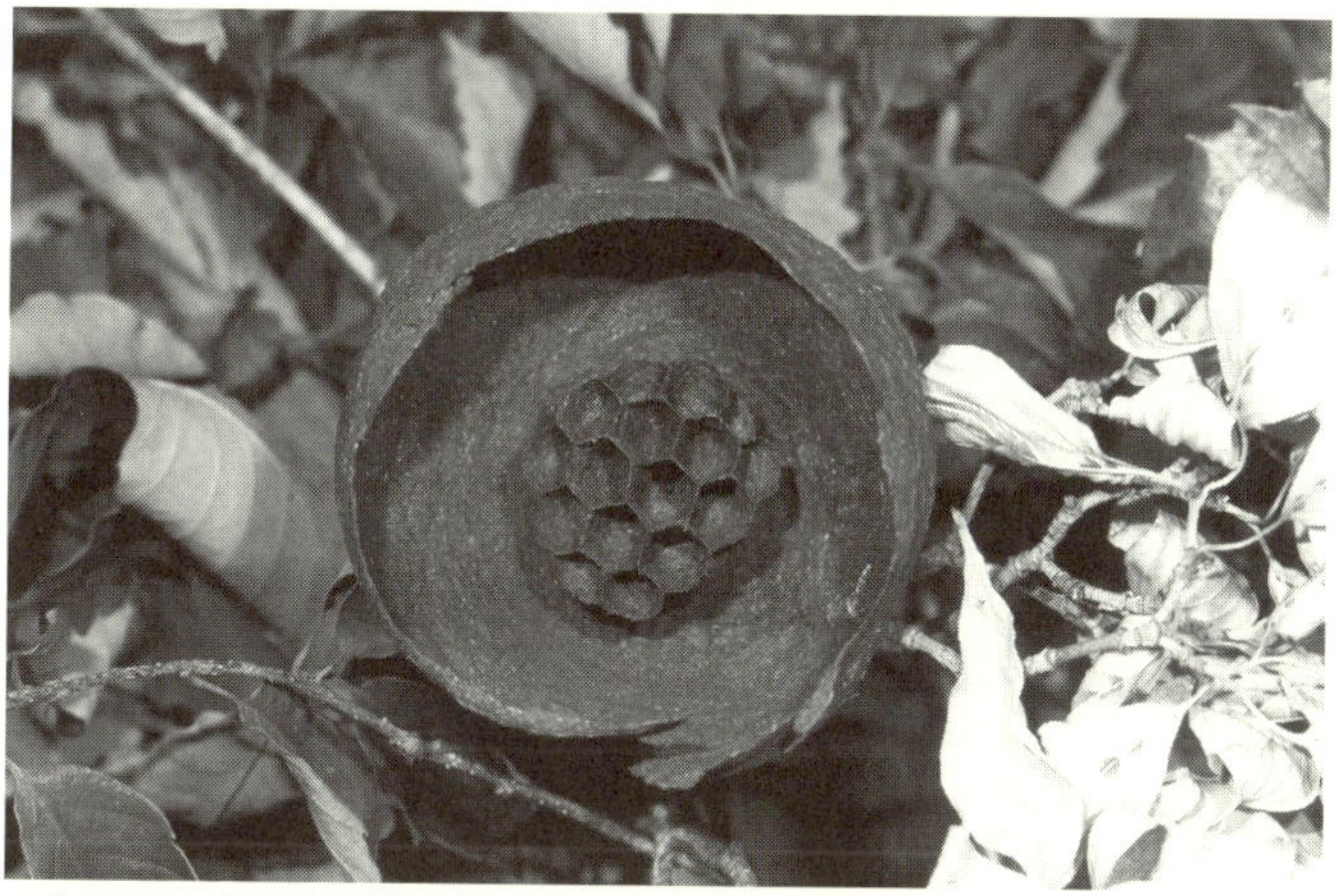

コガタスズメバチの初期巣内部。球形の薄い外被の内側に吊り下がっている巣盤に六角形が見てとれる

アシナガバチと比較検討して、次のように述べている。

「北海道に産するトガリフタモンアシナガバチは最も北方にまで分布を拡げた種類で、このアシナガバチの巣は、本州の平野部に産する近縁種のフタモンアシナガバチに比べると、育房の深さが二倍に達することや、巣盤の周辺に位置する育房には卵を産みつけず、そこで育子を行なわないという特徴をもつ。」

「同亜属のフタモンアシナガバチでは、同種間でも生息地によって、同じような現象がみられる。分布の北限となる北海道南部の奥尻島や本州の中部山地（海抜700〜1000メートル）では本州以南の平地に生息する同種の巣に比べ、育房がいちじるしく深いうえ、巣盤周辺の育房ではトガリフタモンアシナガバチと同じように育子をしない。」という。（文献29）

このように外被に守られたスズメバチ類の球形の巣と、外被のないむき出し状態のアシナガバチの巣は、外見的には大きく異なるが、育子などの機能性に大きな差はないといえる。スズメバチ類は、多くの幼虫たちを養い、その巣を守るために外被をもち、防衛攻撃本能を発達させた。アシナガバチ類は外被のない小さな巣で幼虫たちを養い、攻撃されたときには巣を放棄して新たな巣作りを始める。この生き残り戦略の違いをそれぞれの巣の形態にみることができる。

第5章

ハチに刺されないために

いつ、どこで刺されるか

攻撃性の強い種（オオスズメバチやキイロスズメバチなど）では、巣に近づいただけでも刺されるが、多くの種では刺激を与えたり、不用意に活動中のハチに接触したりした場合に刺される。

アウトドア指向が高まり、野外でハチと遭遇することが増えてきた。また、都市近郊では丘陵地や里山周辺の開発・宅地化によって、これらの環境を好む大型スズメバチ類と人との生活圏が重複することとなり、ハチ刺されも多発している。

ハチ類の多くは人家周辺や農地、里山、明るい草原、川畔、公園、空き地など、人間社会との接点にある環境を主な生息地としている。そのために自宅周辺の草刈りや庭の手入れ、農林業、登山やハイキング、キャンプ、キノコ狩り、遠足や野外観察、墓参りなどでハチに出遭う機会も多く、刺される可能性は想像以上に多いといえるだろう。

秋には、特にスズメバチ類の巣は巨大化しており、攻撃性も格段に高まっている。万一、このような巨大な巣のハチ集団に襲われた場合、数十、数百という数の集中攻撃を受けることとなり、生死の問題とさえなる。また、ハチ刺されは夏から秋にかけて多発するものの、晩秋に自宅で洗濯物にまぎれ込んだハチに刺されたり（アシナガバチ類）、越冬中の女王バチに刺されるケースすらあり、活動期間以外であっても注意が必要といえる。

ごく一般的な心得としては、次のようなことに気をつけたい。

①低山や丘陵地帯

遠足やハイキングで訪れる比較的低山のコースは、スズメバチ類の生息域と重なる。特に行楽シーズンである秋季には、キイロスズメバチやオオスズメバチなど、攻撃性の強い種の巣が成長しているため注意が必要。キイロスズメバチの巣は、建物の軒下や大木の枝などに多いので、引率者は事前にコースを歩き、巣の有無を確認しておきたい。

巣があった場合、絶対に10メートル以内には近づかないこと、巣の近くで騒いではいけない。オオスズメバチの巣は地中にあるが、巣の近くを歩くとその衝撃が巣に伝わり、一斉に攻撃に向かってくる。最大級の危険があるため、主催者は事前に安全を確認しておく。

②公園や都市緑地

都市周辺にはキイロスズメバチ、コガタスズメバチが多くみられる。キイロスズメバチは前述のとおりだが、コガタスズメバチは公園のツツジなど低い木に巣を作る。攻撃性は弱いが巣を見つけたら2〜3メートル以上近寄らない。刺激を与えない。一度、刺激を与えると、攻撃性が高まるので注意したい。危険がある場合は、市町村担当部署や管理事務所へ通報する。

③街中や宅地周辺

街中の植栽や人家の生け垣、庭先の木や鑑賞用の草花には、アシナガバチ類やハナバチ類がよくみられ、エサを探すキイロスズメバチも訪れる。攻撃してくることはあまりないが、不用意に触ったり、驚かしたりした場合には反射的に刺してくる。ハチの行動をじゃましないよう、そっとしておくことが大事。通り道などで刺される恐れがあるときは、巣が小さいうちに駆除しておく。

④農地や川畔

アシナガバチ類は、畑や河原などの背の低い草地によく巣を作り、その周辺で活動している。いつもは入らない草地に踏み込むときには、ハチがいないかどうか確認したい。また、ハチが草むらに静止している場合は目立たないので、つい接触してしまうこともある。ハチがいると思われる場所を訪れるときには、手袋と帽子、長袖シャツ、長ズボン、長靴を着用して被害を防ぎたい。

⑤林や草原

カラマツやスギの植林地、高原の自然林、草原にはクロスズメバチ類の巣が地中にあり、エサ探しの働きバチも周辺で活動している。クロスズメバチ類は攻撃性はあまりないが、巣の近くを踏みつけたりすると集団で襲いかかってくることもある。

また、人の着衣や肌に止まることもあるが、不用意に払いのけたりせず、そっとしておくと飛び立つ。ホソアシナガバチ類、ホオナガスズメバチ類は、笹やぶなどに巣があるので、下草狩りでは十分注意したい。

林内の地中に巣を作るオオスズメバチは特に危険だが、もしオオスズメバチが身のまわりに飛んできたら巣が近くにあると考え、ゆっくりときた方向に戻ることが適切といえる。

このように各人の注意はもちろん必要であるが、多くの人が利用する公園や観光地、野外レジャースポーツ施設周辺などは、運営管理する側が定期的（特に夏から秋にかけて）にパトロールして巣の有無を確認し、危険性があれば巣を取り除くなり、10メートル以内に近づかないようにロープを張り、注意をうながす掲示をするなどの処置をすべきである。

備品としてポイズンリムーバー、家庭用のスプレー式殺虫剤（ピレスロイド系）は常に用意しておきたい。ハチは、ピレスロイド系の殺虫剤に対しては、カやハエより弱く、少しでも体にかかると攻撃力が弱まる。

巣を取り除く方法

スズメバチ類、アシナガバチ類ともに春から夏にかけて巣は小さく、女王バチと働きバチ数匹〜数十匹程度が活動しているだけである。もしも人家や庭先など常に出入りするような場所に巣があり、刺される恐れがあるようなら巣が小さいうちに駆除したい。

ハチは夜間は活動しない（モンスズメバチ以外）ので、昼のうちに巣の状態をよく確かめておく。暗くなったらハチが感じないように懐中電灯に赤いセロファンをかけて、確認しつつ駆除する。スプレー式殺虫剤を2〜3メートル離れた位置から巣に吹きつけながら徐々に

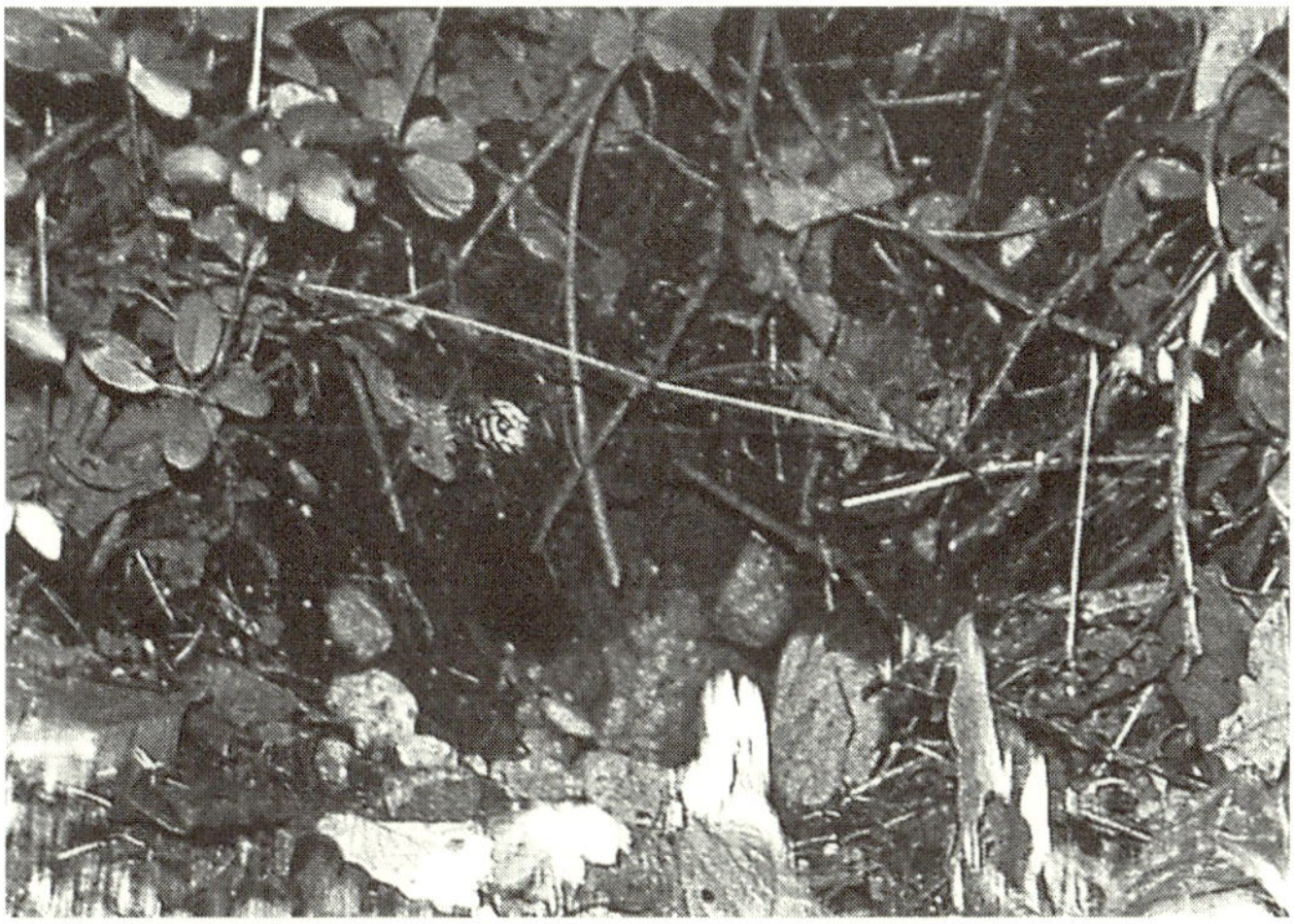

林内の地面に掘られたオオスズメバチの巣穴。写真中央に直径10センチほどの穴があるが、非常にわかりにくく危険だ

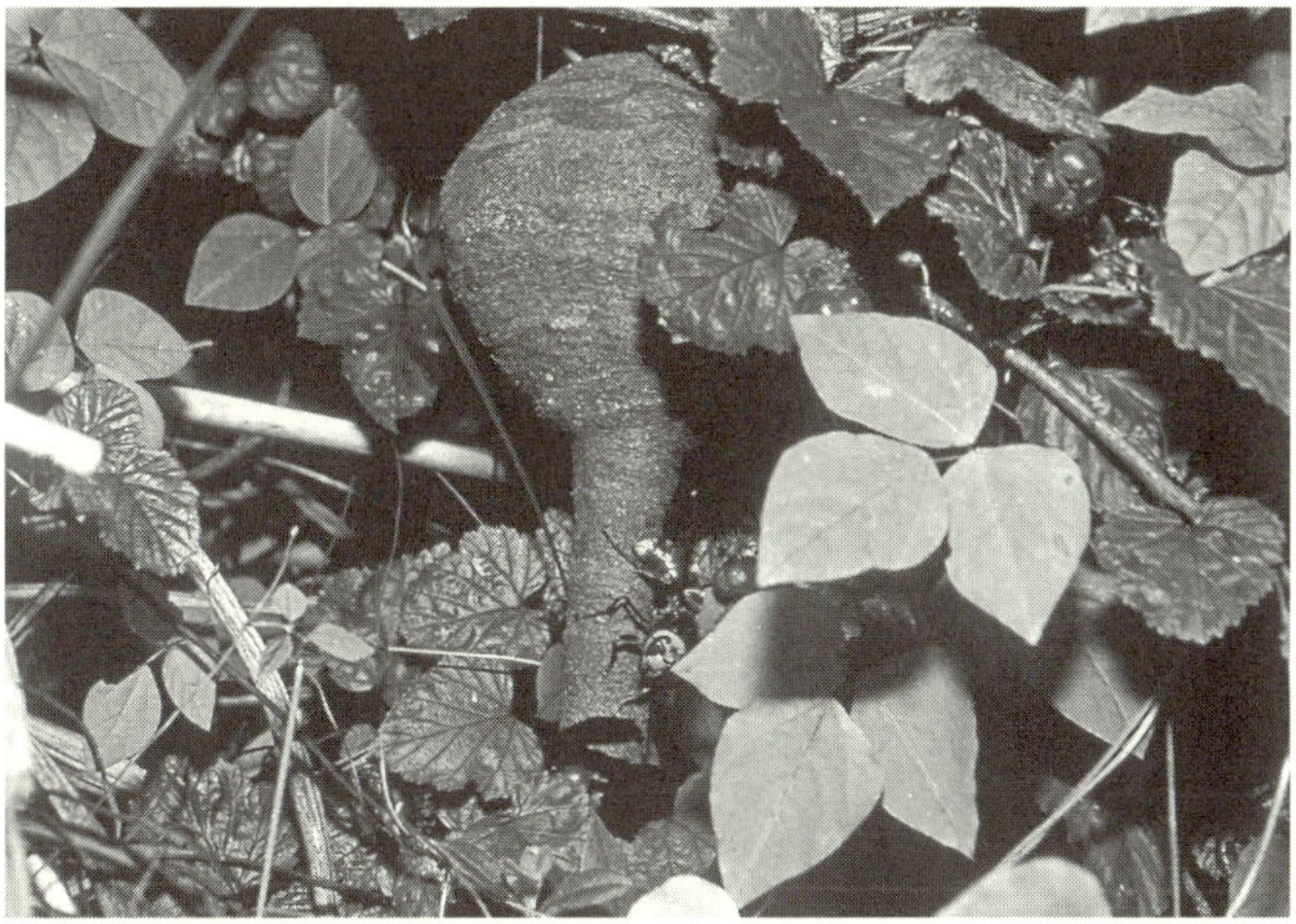

民家の庭先に作られたコガタスズメバチの巣。徳利を逆さにしたような形の土製。ハチは毒針を出して威嚇行動をしている

近寄り、数分間徹底的に噴霧する。予備のスプレーも必ず用意して、近くに飛んできたハチを叩き落す道具（バトミントンラケットなど）も準備しておく。

夏以降の成長した大きな巣は働きバチの数も多く、攻撃性も高まっており危険なので、駆除する場合には専門業者などに依頼するのがよいだろう。いずれにしても経験のない人は駆除しようとは考えないほうがよい。たいへん危険である。

また、室内にハチが入ってきたときは、南向きの明るい窓を開け、自然に飛び出すのを待ちたい。夜間や適当な窓がない場合は、スプレー式殺虫剤を1～2メートルの距離から吹きつける。吹きつけた当初は落ちないが、数十秒～数分するとハチの気門から入った殺虫剤が効き始め、必ず落ちて死ぬ。ただし、死んだはずのハチでも毒針だけは独自に刺針行動をとることがあるので、手では絶対に触らないほうがよい。箸やピンセットでつまみ、空きビンなどに入れて蓋をする。

刺されないための11か条

スズメバチ類、アシナガバチ類は、一般的にコロニーが大きくなるほど攻撃性が増す。これら社会性のハチ類が攻撃してくるのは、巣に近づきすぎたり、巣を壊されたりするときがほとんどといえるだろう。その攻撃は巣の近く数メートルから十数メートルの範囲内といわれている。したがって、ハチの生息域で行動するときは、刺されないために次のような注意が必要である。

①巣に近づかない。山野を歩くときには巣やハチ（警戒バチ）の存在に気を配らなくてはいけない。クロスズメバチ類やオオスズメバチは地中に営巣するので特に注意したい。キイロスズメバチの場合、巣から3メートル以内は非常に危険。10メートル以内では要注意。

②巣に触ったり、棒で叩いたりすれば必ず刺される。

③巣の近くで作業しない。日中は危ないが、スズメバチ類の活動は、ほぼ午前中に集中しているので、特にこの時間帯を避ける。

④巣の近くで大声を出したり、接近してきたハチを手で払ったりして、興奮させると襲われ

ることが多い。

⑤スズメバチ類は、黒色に対して敵意をもち攻撃してくるが、白色にはあまり反応しない。衣服ではひらひらするもの、黒地のものは攻撃を受けやすいので山野に出かけるときは、それらを避けてなるべく白色の衣服を着る。

⑥上衣の袖口や襟から入り込むことがあるのでピッタリした上衣がよい。木綿製よりはハチが止まりにくいナイロン製のすべりやすい衣服がよい。

⑦草刈りや植林のときには、長靴か地下足袋をはき、長袖シャツ、長ズボンを着用し手袋をはめ、帽子をかぶる。肌を露出しない。

⑧駐車するときは車の窓を閉めておく。紛れ込んだハチに刺されることがある。

⑨ヘスプレー、ヘアトニック、香水、ポマードなどの化粧品にハチは敏感であり、郊外へ出

かけるときには、これらをつけない。

⑩清涼飲料水を野外で飲むのもよくない。好んでハチが寄ってくるので事故のもとになる。

⑪洗濯物や布団を取り込むときは、よく点検する。下着類は裏返してみる。アシナガバチが潜んでいることがある。

以上の注意事項について、もう少し解説してみたい。

巣があることを知らずに近づいて刺されることは多い。知らずに近づくと集団の攻撃にあうこともある。スズメバチであれば大アゴを噛み、「カチカチ」と音を立てて威嚇するので、カチカチ音に気づいたらすぐ数十メートル遠ざかるべきである。

万一、集団のハチに襲われたら静かに逃げるのは難しいので、頭上に衣服など振り回しながら逃げるしかない。ハチは止まらなければ刺せない。巣の付近以外ではこちらから手を出さない限り向かってくることはほとんどないが、突発的状況で刺すこともあるため、まったく安全とはいえない。

スズメバチ類の攻撃性については、興味深い実験結果があった。スズメバチ研究家中村雅雄氏の行なったキイロスズメバチの実験である。

「まず巣から1メートルほど離れた場所に白と黒の旗を置く。ただ置いてある状況では白い旗にも黒い旗にも刺す行動には出ない。しかし一頭でも刺すとその毒液の匂いに触発され、何頭かが刺す行動に出る。

次に旗を振ってみる。即座に働きバチは関心を示し、特に黒い旗には振るたびに群がるように集まり、一部は威嚇行動に移り、刺す個体もあらわれる。次々とほかの個体も刺すようになる。いっぽう白い旗を振っても関心は示すものの、本格的な攻撃行動はわずかしかみられない。

今度は巣に刺激を与えてみる。すぐに巣からたくさんの働きバチが飛び出し、触れるものを刺す行動に出る。旗が振られていなくても攻撃する。特に黒い旗には群がるように攻撃する。

さらにオーデコロンを数滴たらした布を巣に近づけてみる。すると巣内からウォーンと羽音をたてて、興奮した働きバチが次々と飛び出してくる。」（文献20）

中村氏はこの実験から次のような結論を出している。

「スズメバチは巣への振動や異臭、周辺での動きなどが引き金となって、コロニーが興奮状態に陥ると、巣の周辺で動くものや黒い色のものに対してターゲットを絞り、攻撃が始まることがわかりました。また、実際に刺す個体があらわれることによって、ほかの働きバチが毒液の臭い（攻撃フェロモン）に触発され、集団の攻撃がエスカレートしていきます。」

自己処置と民間療法

ハチに刺された場合には、自己処置として毒を絞り出したり、昔からハチ刺されに効くといわれる民間療法が行なわれている。ハチ刺されという突発事故に対して野外や家庭内で身近にあるものを使うもので、その多くは確実な効果は期待できず、かえって刺傷部から細菌が入るなどのマイナス効果となる場合さえある。

以下に代表的な民間療法と、その効果と問題点をあげてみたい。◯印は良、×印は不良である。

①毒を絞り出す（◯）

刺されてすぐに自分の指や爪で刺傷部を強くはさみ、毒を絞り出す。これは専用の毒抜き器などを持っていない場合には適切な処置といえるだろう。ただし、刺傷部そのものを触ったり、こするなどすると細菌感染の恐れがあるため注意したい。

②水で洗う（○）

ハチ毒は水に溶けるため、刺傷部を水で洗うことはよい。近くに水道やきれいな小川などあれば数分間、刺傷部を冷たい流水で洗い流す。

③アンモニア水、または尿を塗る（×）

古くからハチ刺されにはアンモニアと言い伝えられてきた。これはかつてハチ毒の成分は蟻酸と考えられていたため、中和のためにはアルカリ性のアンモニア水が効くと思われたためだが、実際のハチ毒は蟻酸ではなく複雑な毒成分であるため効果はない。アンモニア水によって皮膚炎を起こすこともあるので、アンモニアの使用は絶対に勧められない。わが国最古の医書「医心方」巻第十八にもハチ刺されの治療法として「人のユハリ（尿）を取りてこれを洗う」とあるが、尿をつけることは不潔でありなんの意味もない。

④モチ草、ワラビの汁、玉ねぎの汁、アロエの汁など（△）

日本各地では、それぞれにその土地でハチ刺されに効くという言い伝えがあり、林業の人々の間では常備薬として山へ持参している人も多い。しかし、その効果は確認されていない。いずれも刺されたときに塗ると痛みや腫れが和らぐといわれるが、だれに対しても効くというものでもないため、一般的には勧められない。

⑤ハチ入りの焼酎など（×）

信州の山間部などではスズメバチを採り、焼酎などに漬け込んだ液を傷口に塗る民間療法が残っている。その土地で常用している人に聞くと、痛みや腫れがとれるとのことであるが、試したがまったく効果がなかったという人も多い。

このように民間療法は確実な効果は期待できないものが多く、かえって傷口の悪化を招きかねないともいえる。

刺された場合の適切な緊急自己処置は、
①ポイズンリムーバー、なければ指や爪で刺傷部を強くつかみ、毒を絞り出す。
②水道やきれいな流水で刺傷部を冷やしながら洗い流す。
③抗ヒスタミン軟膏、ステロイド軟膏などを刺傷部に塗る。
④刺傷部の痛み、腫れ以外にめまいや蕁麻疹など、なんらかの全身症状があれば、ただちに医療機関へ行く。

野外で刺され、なんらかの全身症状やショック症状が起きた場合、医療機関への来院が遅れることも考えられ、そのような場合には、かなり危険な状況となることが予想される。野外活動では極力、単独行動は避けるとともに、万一の場合を考えて引率するリーダーや保健担当者を定め、最低限の応急処置知識と対処策と市販のスプレー式殺虫剤、非常連絡用の携帯電話を常に携帯することが望ましい。

また、ハチ毒アレルギーの人が刺された場合、その場で意識を失う可能性もある。自身がハチ毒アレルギーであることを家族や同行の者に伝えておくとともに、ハチ毒アレルギーであることがわかるようなカードや表示を身につける、主治医に相談して薬を携行するなどしたい。もしハチに刺されてしまい、重症者が発生した場合には、まわりの人はすぐに本人を安静にし、一刻も早く最寄りの医療機関に連れていかなければならない。歩かせることも危険である。

第6章

ハチとの共生を目指して

都市に適応するキイロスズメバチ

夏から秋にかけてスズメバチに刺された事故を、テレビや新聞でよく見かける。ハチが頻繁にマスメディアに登場するようになったひとつの理由は、都市部にスズメバチ類が増加していることがあげられる。たしかに大都市圏では、各自治体に寄せられるスズメバチ類の駆除依頼件数が増加している。東京都を例にとれば、1994年までは年間平均500件未満であったものが、1995年には4500件に達し、以後も3000件程度のハイレベルとなっている。ほかの都市でも増加傾向にある。

大都市でハチが増えているというと、一般的には不思議に思われるだろう。だがスズメバチ類で最も普通種のキイロスズメバチは、都市という環境に適応して分布域を広げつつある。都市部で増えているキイロスズメバチの場合には、カラスと同じように人間が食べ残した食物もエサとし、ビルの一角でも、住宅の軒下でも、公園、樹木や街路樹にも巣を作り、さまざまな場所で女王バチが越冬して、翌春にはまた繁殖を始める。街路樹にはエサとなる昆虫類も多い。

また、都市生活者の住まいが郊外へと拡がるにつれ、いままでスズメバチ類やアシナガバ

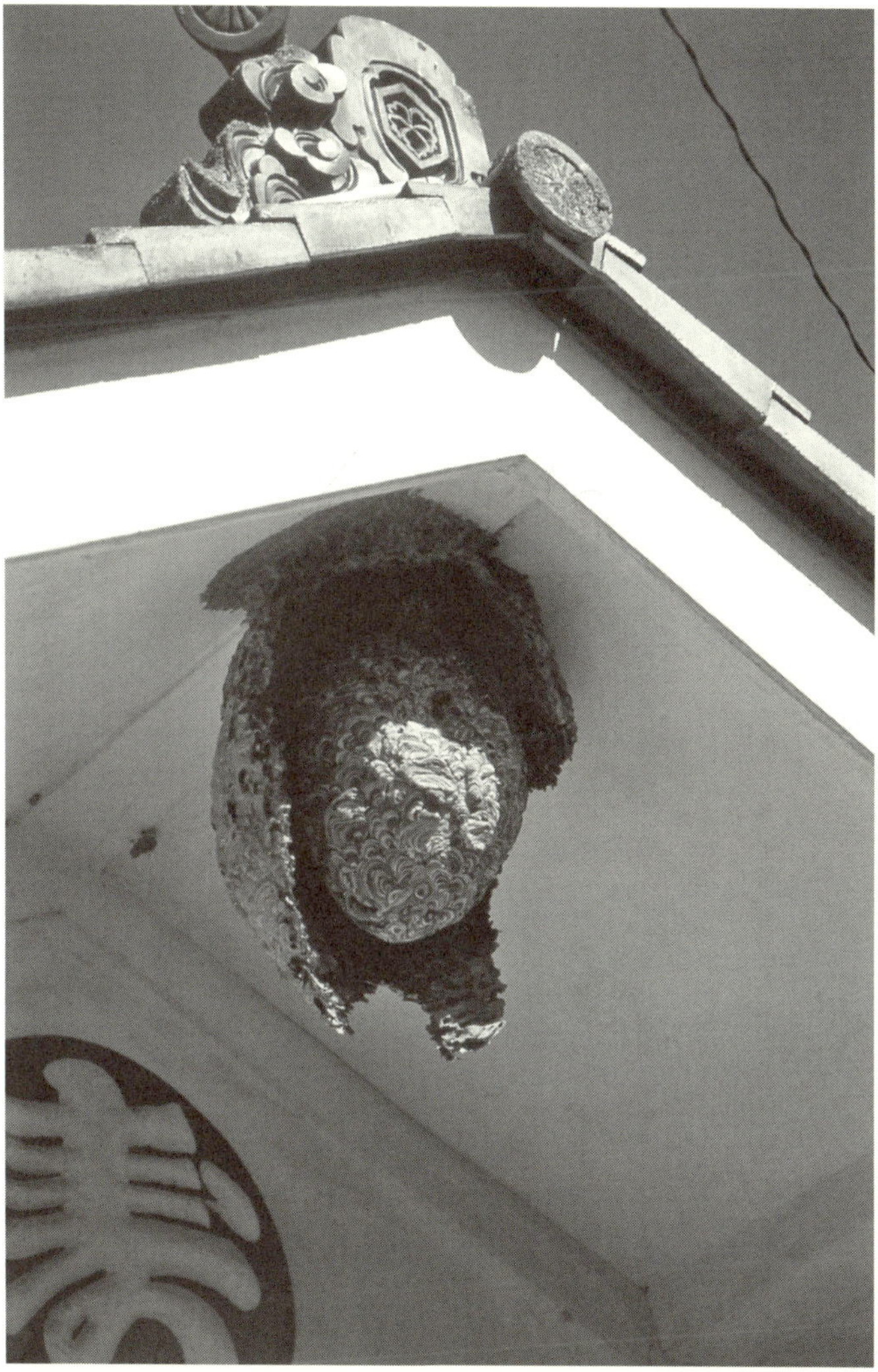

土蔵の軒下に作られたキイロスズメバチの巣。数年前に作られた外被の内側に、新たな巣が作られた。

チ類が棲んでいた環境へ人間が入り込むようになり、ハチを見慣れない人たちがハチと出会う機会が多くなったことも、ハチ刺され事故や駆除依頼の急増につながっているかもしれない。都市部の人たちはハチとうまく付き合ってきた農村の人たちと違い、不用心に刺されるケースも多いと思われる。

ヨーロッパや北米大陸には、スズメバチ属は各1種が生息するだけで非常に少ない。モンスーン地帯にある緑ゆたかな日本だからこそ、ハチやほかの昆虫も多い。恵まれた自然環境があるからこそハチも多いと考えて、刺されないように、また、万一刺されたら的確な処置ができるように対応策を考えていくべきだろう。

ハチの効用

◉食用になるハチの子

ハチの子を食べる習慣は、中部日本をはじめ九州、四国、中国、東北などの山間部にみられる。長野県や岐阜県では、「地バチ採り」として、ハチの子採りが地域文化の一ジャンルともなっている。海の幸に恵まれない地方では、動物性たんぱく源としてハチの子は貴重な

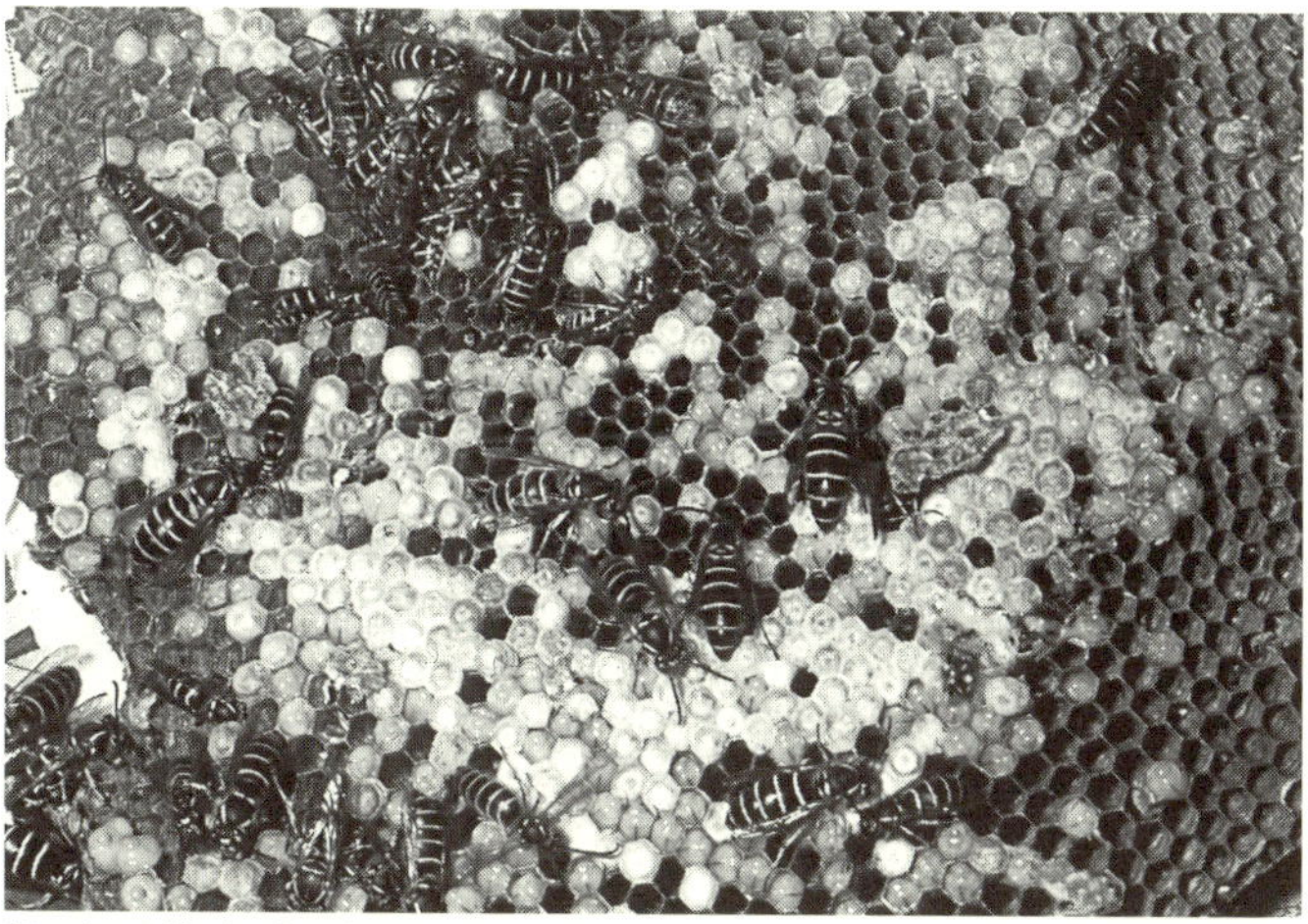

掘り出した地バチ（シダクロスズメバチ）の巣盤

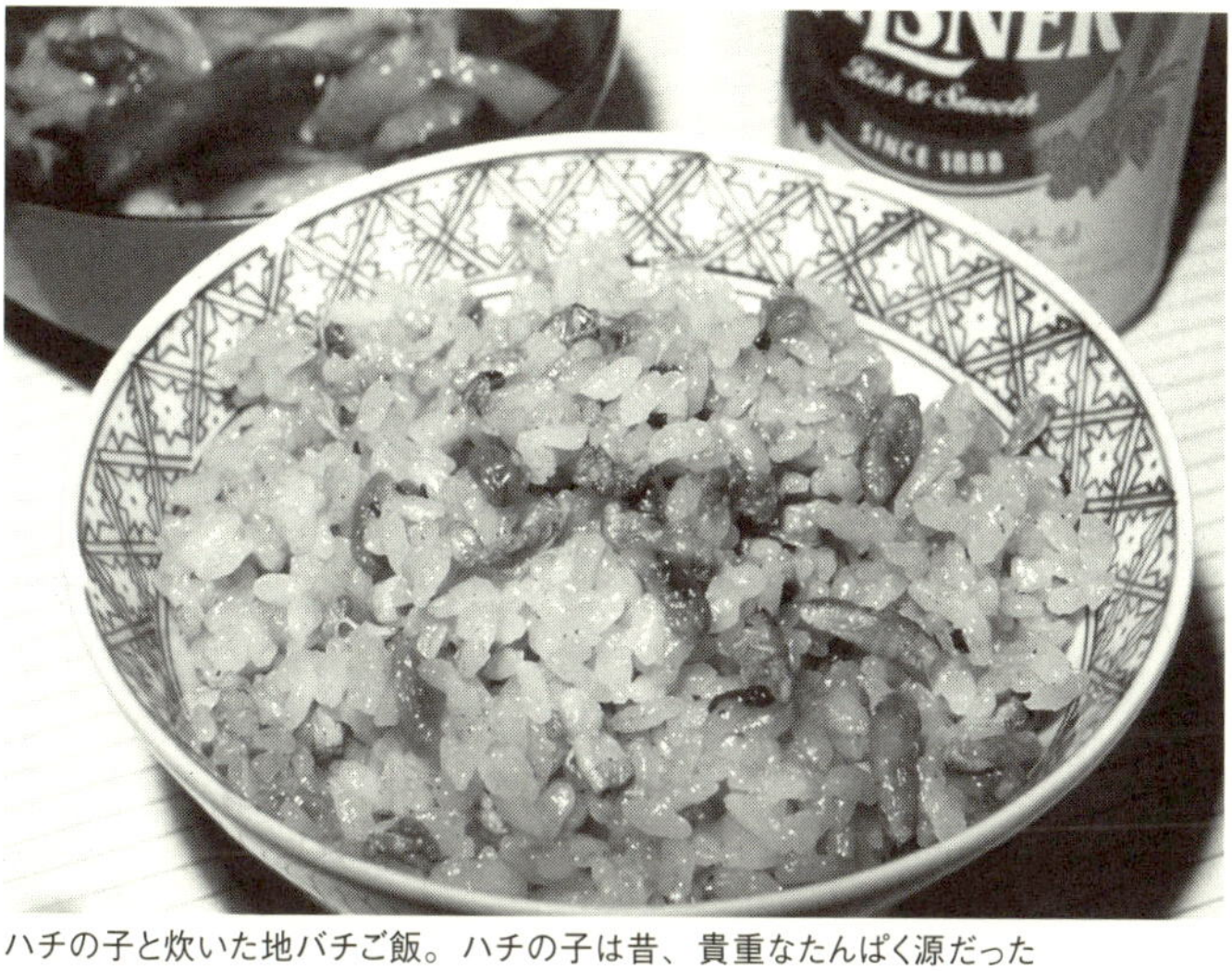

ハチの子と炊いた地バチご飯。ハチの子は昔、貴重なたんぱく源だった

食品であった。

日本以外でも中国や東南アジアではよくハチを食べる。スズメバチ類の大型の巣は街中の市場に並ぶが、土地の人々はハチのうまさをよく知っていて、来客をもてなす最上のご馳走として珍重するという。

いっぽうヨーロッパでは、昆虫の幼虫、蛹などを食べる習慣はほとんどない。スズメバチ類のような大型の巣を作れるほど昆虫相が豊かでなかったためもあるが、牧畜が発達し、容易に動物性たんぱく質が手に入ることも一因と思われる。

クロスズメバチ類は地方によってスガレ、ヘボ、地バチなどと呼ばれ、その巣を探し出す「スガレ追い」、「地バチ採り」は狩猟本能をかき立てるレジャーとして愛好者も多い。また、その幼虫や蛹は、時代のグルメブームにのり賞味されている。地方によってはキイロスズメバチやオオスズメバチも、巣ごと採取して食用にする人すらある。ハチの子の缶詰が生産されるようになったのは、明治時代1910年といわれている。

ハチの子には良質なたんぱく質、脂質、ビタミン、カルシウム、リン、鉄などが豊富に含まれる。

昔から人々がハチを追い、刺されてもなお巣を採り、ハチを食べてきたのは、なによりもスリルある巣の採取と、高貴な味わいにあったようである。

ミツバチを飼う

ミツバチを飼う方法は、有史以前から伝えられてきた。その証拠として、スペイン・アラーニャ洞窟の岩壁面には、約８０００年前のハチミツ採りの様子が描かれている。「養蜂の歴史は人類の歴史である」と、古いイギリスの諺にもあるように、ハチミツを得るため、人間は長い間ミツバチを飼ってきた。初めは野外で見つけた巣を近くに移して、ハチミツを定期的に手に入れる方法であったが、古代エジプトでは、紀元前２５００年ごろまでに養蜂が職業として成り立っていたという。（文献14）

ギリシャ・ローマ時代を経て中世ヨーロッパに至るまで、養蜂は盛んに行なわれてきた。しかし、現在のような一枚一枚取り外すことができる巣箱が開発され、近代養蜂へと移ったのは19世紀半ばごろといわれている。

ハチミツは、働きバチが花から花へと飛び回り、巣に持ち帰った花蜜がさらに巣内で濃縮され、熟成されて糖に変化したもので、その約80％はブドウ糖と果糖である。働きバチのエネルギー源として使われるほか、ミツロウのもととなり、育房を作る際の材料ともなる。中世ヨーロッパでは教会用のろうそくの原料として、ミツロウを採るための養蜂もさらに盛んとなった。プロポリス（ハチヤニ）は、ミツバチの巣箱入り口近くなどに付着している粘着性の物質で、植物が分泌した樹脂をミツバチが集めてきたものである。古代エジプト人は、これをミイラの防腐、保存用に使い、東欧の国々では古くから医学の分野でも使われてきた。また、18世紀の著名なバイオリン製作者ストラディバリが、バイオリンに塗るワックスにプロポリスを混ぜて使っていた話が知られている。こうしたことから美術・文化財保存用にも利用されようとしている。（文献14）

最近、健康食品としても話題となるローヤルゼリーは、花蜜を原料とするハチミツとは異なる。いずれも働きバチが運んできた花粉が原料ではあるが、ローヤルゼリーは、女王バチとなる若い幼虫を育てるためのエサである。前述のように、巣内で育子を受けもつ内勤働きバチが、巣房にたくわえてある花粉を食べ、それが胃から腸へ送られると、主成分のたんぱく質は分解されアミノ酸となり吸収される。やがてアミノ酸は生合成されてふたつの分泌物となり、それが混ぜ合わされたものがローヤルゼリーとなる。（文献14）

受粉に役立つ

ミツバチやハナバチの仲間は、花蜜や花粉を集めるために花から花へと訪花をくり返し、結果としてオシベからメシベへ花粉を渡し、受粉させる重要な役目を果たしている。

自然界の花は虫媒花と風媒花に分かれるが、虫媒花は美しい色彩や形・匂いなどによりチョウやハチなどの昆虫を引きつける。

花と昆虫とは、花は花蜜を提供し、昆虫は受粉を助けるという共存関係をごく自然に成り立たせている。ところが、人間が栽培している果樹などでは、その周辺に必ずしも受粉を助ける昆虫がいるとは限らない。また、新しい環境に短期間に大量の花が咲くため、その場にいる昆虫だけでは受粉が進まないことも多い。そのため、人の手により花に花粉を付ける人工授粉が行なわれている。

これは、春先の農家にとって大変な作業で、人の手によるため受粉できない花も出てしまう。イチゴやリンゴ栽培農家などでは、受粉の期間にミツバチを巣箱ごと借りて受粉に役立ている。不十分な受粉だと奇形や未熟果が多くなり、農業経営面からも問題であったが、ミツバチやハナバチによる花粉媒介により品質と出荷時期も安定して収穫量も増加している。

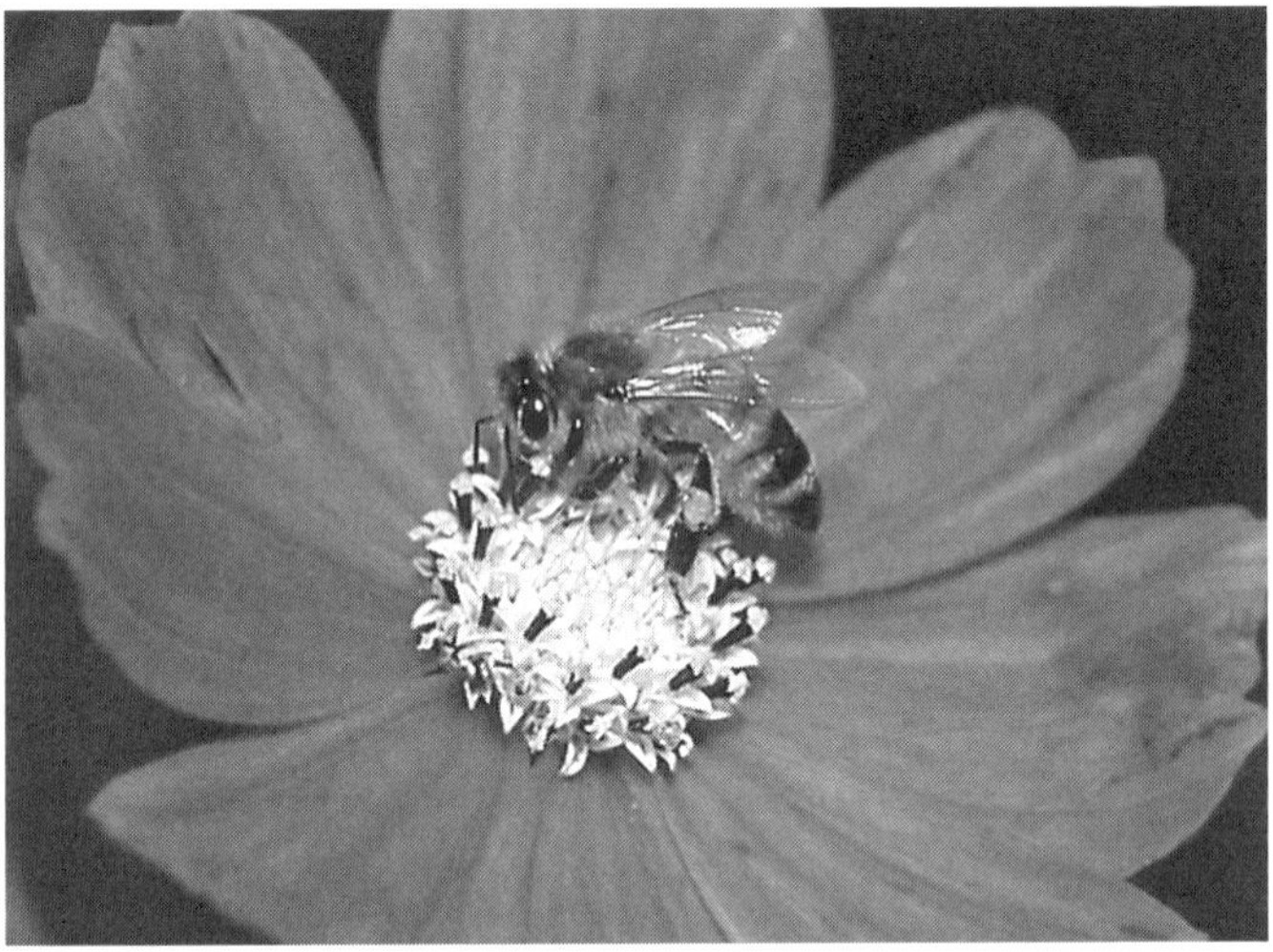

セイヨウミツバチ

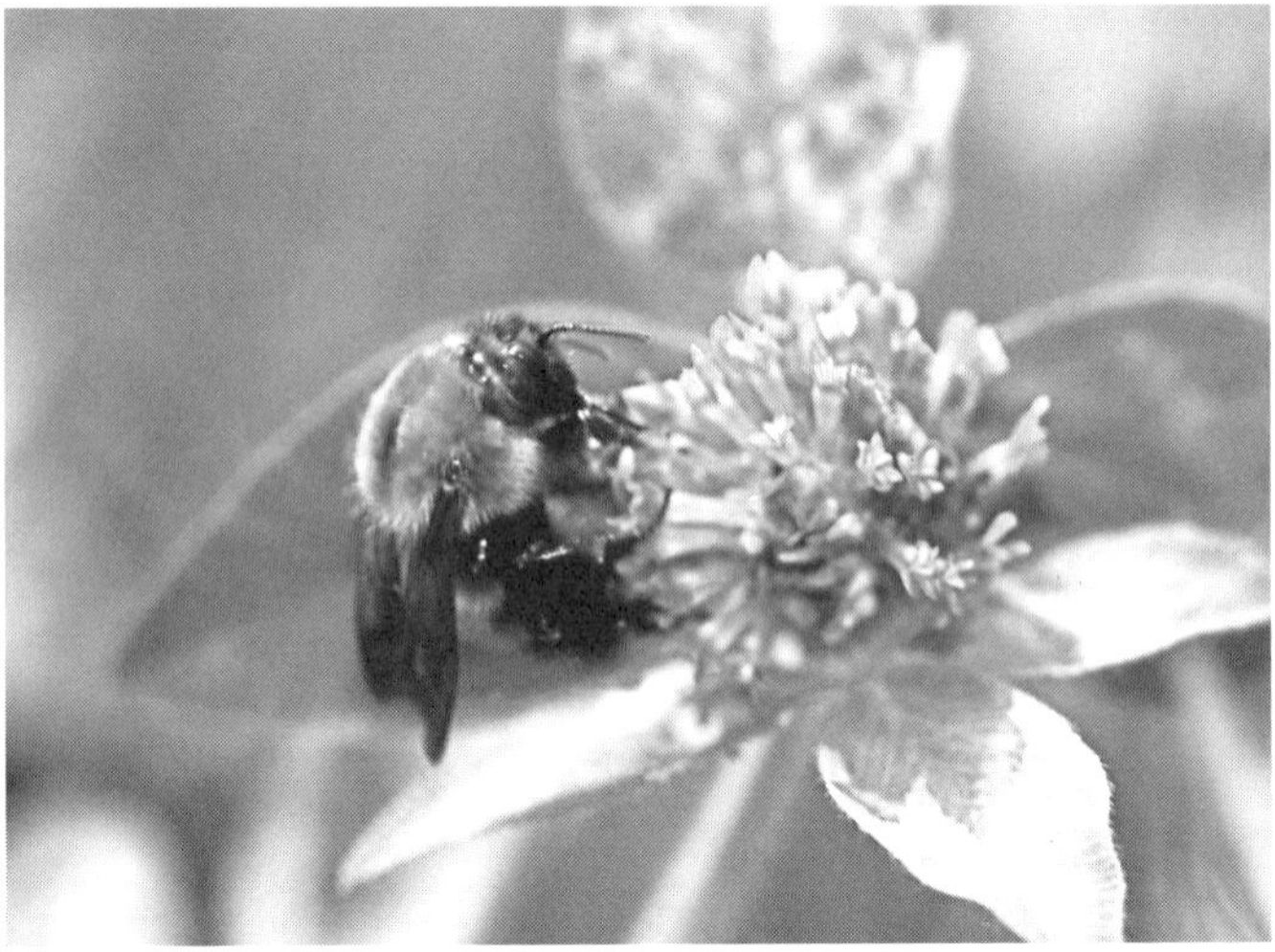

トラマルハナバチ

害虫を駆除する

庭の草木には、さまざまな虫が暮らしている。チョウが舞い、ミツバチやハナバチが飛び交っている。ガの幼虫、ハバチの幼虫、カメムシやカミキリムシ、コガネムシなどがいる。その多くは葉を食べ、農林業の害虫も数多くみられる。

しばらく眺めていると、アシナガバチやキイロスズメバチなどの狩りバチの姿にも気づく。狩りバチたちはエサとなる虫を探し出し、巣へと持ち帰る。巣には大量の幼虫が養われているため、狩りバチたちは休む間もなく虫を捕らえて巣へ運ぶ。その総量は相当な量になるはずである。

自然界では、ある一種が増えると天敵となる相手が出現し、その数を減らす。害虫となる虫が大発生すると、それを捕食するハチや鳥がやってきて補殺する。けれども大発生した虫たちも、全体の何%かは離れた目立たない場所にいて難を逃れたり、発生する時期をずらしたりして生き残る。その結果、食物連鎖システムのなかで量的な変化はあるものの、自然を構成するメンバーはほとんど変わることはない。

狩りバチは、圧倒的に多い植物食昆虫たちの量をコントロールする役目をもっている。もし、人間が害虫を捕らえるとなれば、どれほどの時間を使っても狩りバチほどに成果はあがらないだろう。薬剤を使えば害虫だけでなくあらゆる生物を害し、やがて人間自身にも悪影響をもたらすことになる。

たとえば、短期間にマツを枯らしてしまう松枯れ病は、マツノザイセンチュウという線虫が寄生すると起こる。この線虫は自身では移動できないため、マツの材中にいるマツノマダラカミキリの蛹にもぐり込む。カミキリが羽化し、マツからマツへ飛び回るうちに健全なマツに運ばれて繁殖する。松枯れ病をなくすには、運び屋であるマツノマダラカミキリを駆除すればいいわけであるが、高いマツの梢にいるため人手ではなかなか駆除できない。

ところが、オオスズメバチはカミキリのような大型で固い昆虫をも好んで捕らえる。局地的に大発生しているマツノマダラカミキリは、オオスズメバチにとって手軽に得ることのできる格好の食物となり、この虫の天敵となっている。

人間にとっての害虫は、大量に発生するから害虫なのであり、それは狩りバチにとっては最も効率のよい食料となる。キャベツ畑を荒らすモンシロチョウの幼虫や、ブドウ園を食害するドウガネブイブイ（コガネムシ）も、狩りバチによって大発生を抑えられていることを忘れてはならない。

ハチを愛でる人たち

　危険なハチを愛でるというのは、いかにも理屈に合わないかもしれないが、女王バチを頂点として巣の全員が数百、数千の子を育てるハチは、「団結」、「繁栄」の象徴としても珍重されている。ひなびた日本旅館や食堂では、よく大きなキイロスズメバチの巣が飾られているのを見ることがある。玄関や床の間に仰々しく飾っている家もある。ハチにあやかって一族繁栄をと願うものだろう。

　ハチの巣は自然の造形美でもある。働きバチ1匹ずつが木材をむしり取り、唾液と混ぜ合わせて塗り固めた巣は、ベージュ色の波模様をみせ、人の手ではなし得ない精緻な美を感じさせる。人が土をこね、ロクロを回し、数千度の窯に入れて焼き上げる陶磁器と同じように、高度に洗練された技と、さらに人智を超えた造形の極みを感じ取れるからこそ、人はハチの巣を愛でる。たった数か月でこれほど素晴らしい巣を作りあげるハチは、驚異の存在なのである。

信州には「蜂天国」といった、ハチの巣の芸術を紹介する展示館もある。ハチに魅せられた人が活動中のキイロスズメバチの巣を集め、何十という巣を継いで高さ3〜4メートルもある巨大な巣にしたり、ギネスブックに載せられたような富士山をつくりあげたりしている。「蜂天国」にある富士山は高さ3・7メートル、幅4・8メートル160個の巣からなり、16万匹の働きバチが作り上げたと、ハチひとすじのオーナー・塩澤義國氏は語ってくれた。

地バチ採り

地バチ採りはアウトドアスポーツの極致である。一般のスポーツ愛好家からはクレームがきそうだが、実際に一度、地バチ採りを経験するとそのおもしろさに魅せられてしまい、やめられなくなる。著書の初体験は、戦時中の旧制中学2年生のとき、有明高原の開墾地という勤労動員のさなかのことである。

地バチ採りの醍醐味は、なんといっても働きバチに目印を付けて飛ばし、追いかけて巣を探し出すという野性的な冒険にあるだろう。1センチそこそこのクロスズメバチの後を追い、野越え山越えその巣にたどり着くおもしろさは、我々の祖先が野生生活のなかで獲得した原始の歓びともいえよう。

地バチ採りには、偶然はまずない。クロダイの大物を狙う釣り師、クマを仕留めようとする猟師と同じく、過去の蓄積された経験と技術、総合的な判断力が必要となる。自然界のなかで独自な生態を身につけて、外敵から自らを守ってきた第一級の生きものが相手であるからこそ、地バチ採りはおもしろいのである。

地バチ採りの第一歩は、ハチのいそうな場所を探すことから始まる。働きバチがエサ採りのために活動しそうな環境を見つけ出す。林縁や畑の脇、草原と樹林の入り混じったような植生環境に目星をつける。次に、働きバチがやってきそうな場所に、何か所かエサとなるウグイ（川魚）などを吊るし、見まわりながらハチを待つ。狙いが的中すれば数分で働きバチがやってくるが、まったくこないこともある。

働きバチが何回もやってくるようになったら、エサを肉団子にし、巣へと持ち帰るハチの飛ぶ先をしっかり確認し、おおよそ巣のある方向や巣のある場所の判断をつける。

飛び立った働きバチが同じ方向に一気に飛んでいくようなら、その先に巣はある……と地バチ採りをする者たちは考える。いよいよここで、働きバチを追跡する目印となる白く目立つ綿などを働きバチがくわえるエサの肉団子に、こっそりしかけておく。白いレジ袋を細長く切ったものでもよい。その白い目印によって10メートル以上離れて空中を飛ぶ働きバチの居場所が目視できる。これを追いかけ、途中で見失えば初めからやり直す。こうして徐々にハチの巣に近づいていく。

巣を発見し近づくと、地表の巣穴からたくさんの働きバチが飛び立ち、舞い戻っているのがわかる。刺されないように帽子をかぶり、ゴム手袋をし、雨具をしっかり身につけたら、巣の掘り出し作業となる。煙幕に火をつけ、直径5センチほどの巣穴にねじ込む。数分で巣穴内のハチは煙で麻痺し、動けなくなる。そこで急いで巣を掘り出す。メロン大からスイカ大までさまざまな巣を掘り出すと、働きバチがやってこない安全な場所に避難して、外被を取り除き、

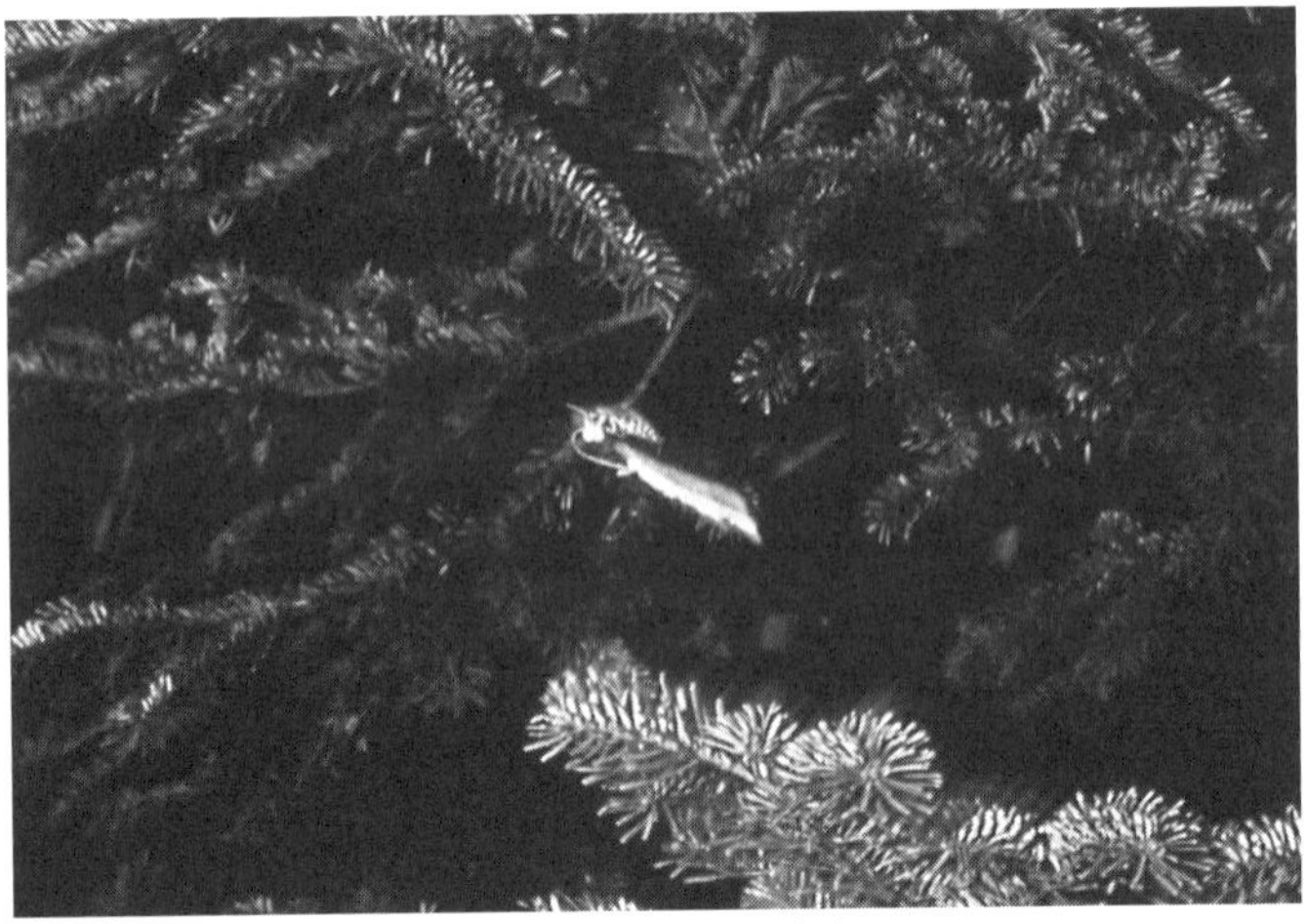

地バチ採りではエサを仕掛け、ハチを追い巣を探し出す

中の巣盤を持ち帰る。巣盤の一部と働きバチは元の巣穴にていねいに戻し、やがて麻痺から覚めたハチによって、巣盤から新しい女王バチが育つようにしておくのが、地バチ採りのマナーである。もちろんハチに弱い人は絶対にやってはならない。

ハチも人も自然の一部

人とハチとの交流の歴史は長い。古代から人々はミツバチ類を飼い、ハチミツを採取してきた。日本ではニホンミツバチの養蜂は中世から吉野熊野地方を中心に行なわれてきたし、江戸時代には和漢薬の原材料として重用された。

有用昆虫としてのミツバチ類に対して、スズ

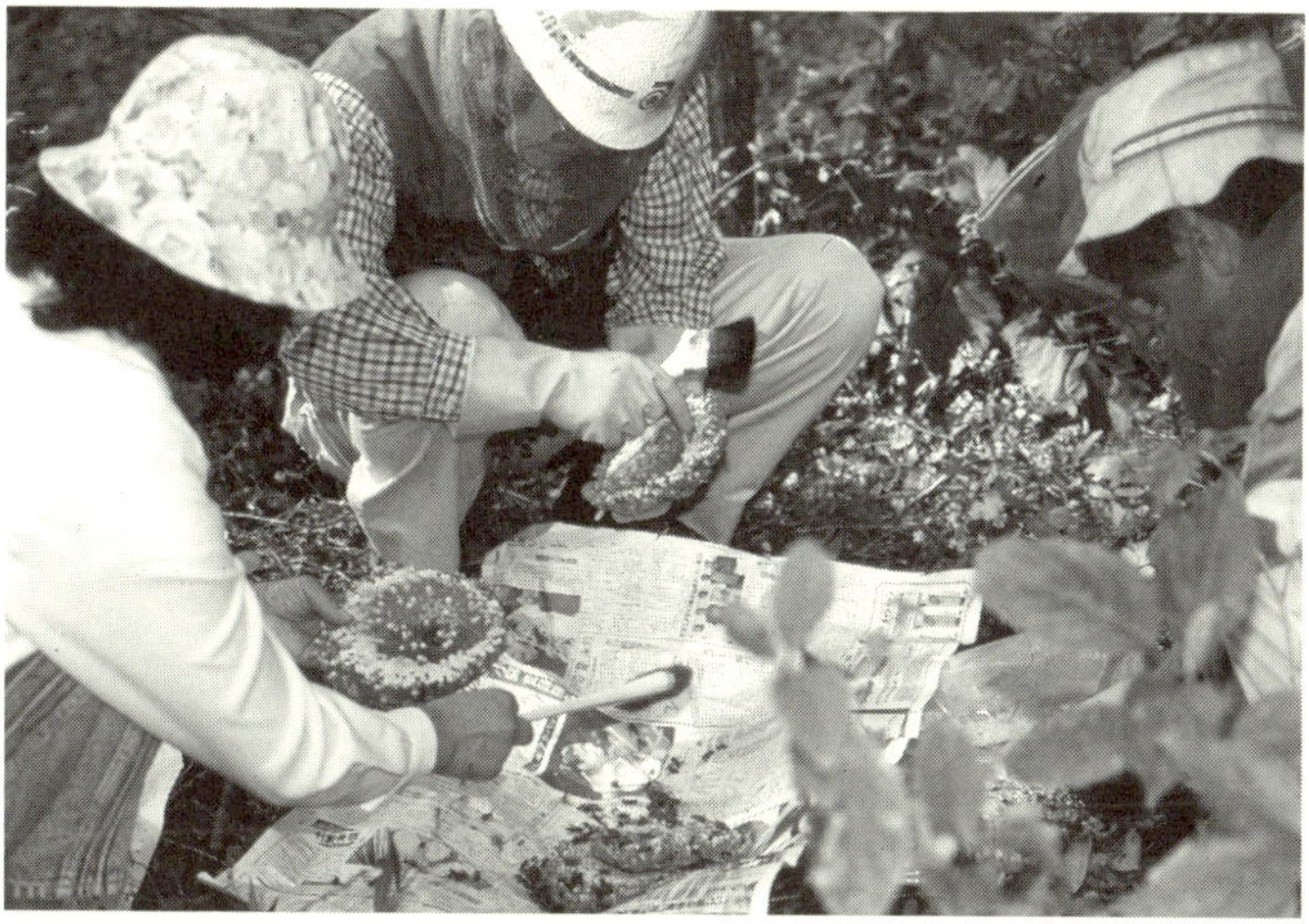

煙幕でハチを麻痺させたら、地中から巣板を取り出す

メバチ類は刺す昆虫として恐れられてきた。古くは紀元前２６４１年、古代エジプトを支配した大王メネスが遠征の途次、スズメバチに刺されして死亡したことが墓碑に記されているという。

ハチ刺されによる死亡者は、現在、わが国の野生生物による死亡の第一位となっている。その傾向はまだ続くものと思われる。ハチは山や里、都市近郊などあらゆる場に生息している。人間もハチも、ともに生物相の豊かな陽性の明るい環境を好む。活動する生活圏が重複していることから、残念ながらハチ刺され事故も発生する。多くのハチ刺し症のなかには、一定の割合で重症のショック患者もあり、不幸な転帰となることさえある。

ハチがいなければ刺されることもない、といってしまえばそれまでだが、日本全国からすべてのハチを駆除することなど到底不可能である。終戦直後から１９７０年代の初頭まで、塩素系殺虫剤のＤＤＴやＢＨＣが大量に用いられてきた。その結果は残留毒性による環境汚染や体内蓄積による障害を残した。

「――春がきたが、沈黙の春だった。いつもだったら、コマドリ、ネコマネドリ、ハト、カケス、ミソサザイの鳴き声で春の夜は明ける。そのほかいろんな鳥の鳴き声がひびきわたる。だが、いまはもの音一つしない。野原、森、沼池――みな黙りこくっている。

農家では鶏が卵を産んだが、雛は孵らず、豚を飼っても、何にもならなかった。小さい仔ばかり生れ、それも二、三日で死んでしまう。リンゴの木は、溢れるばかり花をつけたが、耳をすましてもミツバチの羽音もせず、静まりかえっている。花粉は運ばれず、リンゴはならないだろう。」

レイチェル・カーソン『沈黙の春』より　青樹簗一・訳　新潮社・刊

大量の殺虫剤散布は、害虫だけでなく益虫も皆殺しにし、虫だけでなく、ほかの動物や人間を含めた生態系へも影響を与えた。カやハエ、ノミ、シラミなどの衛生害虫はもちろん、身近な存在だったイナゴ、ホタル、トンボ、ハチもいなくなるし、虫を食べる小鳥も激減した。ＤＤＴやＢＨＣによる残留毒性は人間の体内に蓄積し、自然界でも魚や小動物を食べる猛禽類、南極のペンギンにまで異常が発生し、影響が及んだ。

ＤＤＴ中止から30年近く経過して、ようやくホタルが復活し、イナゴやメダカも増えてきた。人間の気に入らない相手を根絶やしにしようとしても無理である。目先だけの利益を追えば、自然界の一員である人間にもその影響は返ってくる。

ハナバチは、自然界のなかで花から花へと受粉を行ない、狩りバチたちは多くの虫を捕らえて、虫の大発生を抑えている。人間こそが、自然界のバランスを乱す存在であることを忘れてはならない。

ハチが暮らす生息環境に、人間が入り込むようになってもきている。たしかにハチ刺し症は、人間サイドからすれば不都合な事態である。だからといってハチを徹底して駆除すればよい、という発想に走るのではなく、先住者であるハチをよく知り、ハチ刺し症の危険性を認識してその対応を学習し、ハチとの共生をはかることこそ人類の英知というものではないだろうか。

ハチとの再会

あとがきに代えて

旧制松本中学校（現松本深志高校）一年生のとき、深志城下大名町にあった明倫堂書店で岩波文庫版のファーブルの『昆虫記』を求め、異次元の世界に引き込まれてむさぼり読んだ。昭和16年3月のことである。ハチの記事の多くは単独性狩猟バチについてであったが、私は身近に棲むアシナガバチ類を観察してみることにした。しかし習性も知らないまま、巣に近づいたため、何度か厳しい反撃を受け、手ごわさを痛感する羽目となった。

やがて学生時代を通じて私の昆虫に対する関心は主としてチョウ類に絞られてゆき、内科医としての生活のなかでは虫の話に触れることなく過ごしていた。私の虫好きは、同好者以外の知るところではなく、勤務する職員すら関知していなかった。だから、次のようなトンチンカンな会話も生まれることになった。

その昔、大学の医局から応援に出張してくれたドクターF「お宅の先生、チョウもやるんですね」。うちの看護師K子「ウチの先生、腸ばかりでなく胃もやります」。Fドクターはチョウ類同好の士でもあったが、現在は、長野県内某病院の院長として活躍されている。

といった次第でハチのことは忘れるともなく忘れていたが、40年くらい前の夏のある日、ハチ刺しによる激烈なアナフィラキシーショックに遭遇した。当時はハチ毒の本態も不明で、したがってハチ毒アレルギーの概念もなかった。そのころ最も権威ある内科学教科書といわれた『内科書』をひもといても、そこには「アリ・ハチなどの昆虫類の刺傷は局所の炎症を起こす、多くは重篤な全身中毒症をきたすことはない。」とあるだけで、目前の患者の重篤な症候を説明する、なんの手がかりも得られなかった。

かくして私はハチと再会し、その関心は刺すハチよりも、刺される人の反応へと移っていったのである。その後、ハチ毒の成分はアミン、ペプチド、酵素等であることが判明し、ハチ毒アレルギーの概念も普及し、特にアメリカにおいて研究上の成果も挙がってきた。

現在、ハチ刺し症の症状は、ハチ毒そのものに由来するものと、抗ハチ毒抗体との結合によるアレルギー反応のふたつが考えられ、ハチ毒アレルギーは免疫グロブリンEに属する抗体とアレルゲンとなるハチ毒との抗原抗体反応による症状とみなされている。ショック状態となって意識障害をきたすような重症例は、ハチ毒抗原によるアナフィラキシーショックと考えられている。

しかしその当時、ハチ刺し症はわが国の医学書では空白の一頁といっても過言ではなかった。なんとかこの空白を自分なりに埋めてみたいとの思いが、私をハチ刺し症の研究に駆り立てたといってよい。以来、刺傷者の症候を子細に観察しつつ今回に及んでいる。

その間の観察記録は何度か医学雑誌に報告してきたが、平成11年に行なわれた第56回長野県農村医学会総会においては、特別講演の演者として指名を受け「ハチ刺し症の臨床」と題し19年間の観察結果を総括して発表した。

今回このようなハチ刺し症の実態を広く知っていただきたく本書を上梓することにしたが、ご参考になれば望外の喜びである。

さて、わが国において社会性ハチ類を研究する昆虫学者は極めて少ないが、故坂上昭一博士（北海道大学名誉教授）、故松浦誠博士（三重大学生物資源学部教授）両氏の精力的な研究によってその全貌が明らかにされ、社会性ハチ類の研究は飛躍的な発展を遂げた。両氏の知遇を得て種々ご教示を頂けたことは大きな支えとなっている。ハチの写真は長年の虫友、栗田貞多男氏から提供を受けた。また、信州昆虫資料館館長の野原未知氏からは資料の提供などさまざまな便宜を受けた。併せて深く感謝の意を表する。

小川原辰雄

●参考文献

1 小川原辰雄 1986 『ハチ刺症の臨床』日本医事新報 3237：29〜34
2 小川原辰雄 1988 『ハチ刺症378例の臨床統計』Minophagen Medical Review 33：181〜190
3 小川原辰雄 1989 『蜂刺ショックに関する考察』日本医事新報 3388：43〜48
4 小川原辰雄 1991 『蜂刺症11年間663例の観察』日本医事新報 3522：29〜34
5 小川原辰雄 1991 『営林署職員の蜂刺調査』New Entomologist 40：45〜48
6 小川原辰雄 1991 『蜂刺症』桜華書林 長野
7 小川原辰雄 1993 『刺すハチとその被害』青木村誌（自然編） 375〜392
8 小川原辰雄 1993 『蜂刺症の症状と治療』日本医事新報 3633：123〜124
9 小川原辰雄 1995 『ハチ刺症』集中治療 7：906〜915
10 小川原辰雄 1996 『ハチ刺症の種々相』小県郡医師会報 117：3〜5
11 小川原辰雄 1998 『ハチの毒針と毒嚢』日本医事新報 3846：144〜145
12 小川原辰雄 2000 『ハチ刺症の臨床』日本農村医学会雑誌 48：726
13 小野正人 1997 『スズメバチの科学』海游社
14 酒井哲夫 1992 『ミツバチのはなし』技報堂出版
15 佐々木眞爾、安藤幸穂、堀 俊彦、清水俊男等 1988 『蜂の生態と蜂毒及びその予防、治療対策』林材業労働災害防止協会東京
16 清水俊男、堀 俊彦 1990 『営林署職員の蜂毒特異IgE抗体および血中総IgEの検討』アレルギー 39：654〜661
17 杉山恵一 1989 『ハチの博物誌』青土社 p113
18 関谷 敦、佐藤 肇 1990 『林材安全』27
19 中島暉躬 1988 『ハチ毒成分について』アレルギー臨床 8：27〜29

20 中村雅雄　2000『スズメバチ　都会進出と生き残り戦略』八坂書房
21 生井聖一郎、阿久津郁夫、石山康子、牧野荘平　1987『栃木県医学会会誌』17：20
22 生井聖一郎、牧野荘平　1988『アレルギーの臨床』8：21
23 生井聖一郎　1993『ハチ刺傷とIgE』日本医事新報　3610：136～137
24 松浦誠　1988『スズメバチはなぜ刺すか』北海道大学図書刊行会
25 松浦誠　1988『社会性ハチの不思議な社会』どうぶつ社　p236
26 松浦誠　1995『社会性カリバチの生活史型と刺症被害の発生時期との関係』衛生動物　46補遺：44
27 松浦誠　1995『刺症不快昆虫としてのスズメバチ』昆虫と自然　30（4）：29～33
28 松浦誠　1995『図説・社会性カリバチの生態と進化』北海道大学図書刊行会
2 松浦誠　2000『スズメバチを食べる』北海道大学図書刊行会
30 松浦誠、山根正気　1984『スズメバチ類の比較行動学』北海道大学図書刊行会
31 三橋将人、夏川周介、小原侃、江副尚憲　1982『アレルギー』31：1122
32 山根爽一　1975『フタモンアシナガバチ類（Subgen.Polistes）における機能外被とその適応的意義』系統と生態7：1～24
33 山根爽一　2001『アシナガバチ一億年のドラマ』北海道大学図書刊行会
34 田淵行男　1998『アシナガバチ　日本産全種生態』講談社
35 小川原辰雄　2001『ハチ刺症のプライマリーケア』診断と治療　89：2115～2121
36 レイチェル・カーソン・著　蒼樹築一・訳　1995『沈黙の春』新潮社
37 ピエール＝ジョゼフ・ビュショ・著　藤野邦夫・訳　2001『害蟲記』博品社

小川原辰雄（おがわら・たつお）
内科医、医学博士。昭和2年、長野県坂井村生まれ。昭和36年、長野県青木村に着任して以来、半世紀にわたって地域医療に貢献。長野県医師会理事、広報委員長、小県郡医師会会長等を歴任。日本医師会最高優功賞、厚生大臣賞を受賞、長野県知事表彰を受ける。著書に『身近な危険ハチ刺し症』『地域医療序説』ほか。2019年2月逝去。

＊本書は『身近な危険ハチ刺し症』（クリエイティブセンター刊）に最新のデータを加え、加筆修正したものである。

人を襲うハチ　4482件の事例からの報告
2019年6月1日発行　初版第1刷発行

著　者　小川原辰雄
発行人　川崎深雪
発　行　株式会社 山と溪谷社
〒101-0051
東京都千代田区神田神保町1丁目105番地
http://www.yamakei.co.jp/
印刷・製本　株式会社 光邦

■乱丁・落丁のお問合せ先
山と溪谷社自動応答サービス TEL. 03-6837-5018
受付時間／10:00～12:00、13:00～17:30（土日、祝日を除く）
■内容に関するお問合せ先
山と溪谷社 TEL. 03-6744-1900（代表）
■書店・取次様からのお問合せ先
山と溪谷社受注センター
TEL. 03-6744-1919　FAX. 03-6744-1927

Printed in Japan ISBN978-4-635-23010-0